AF619630

POUR

# Ne pas être enterré vivant

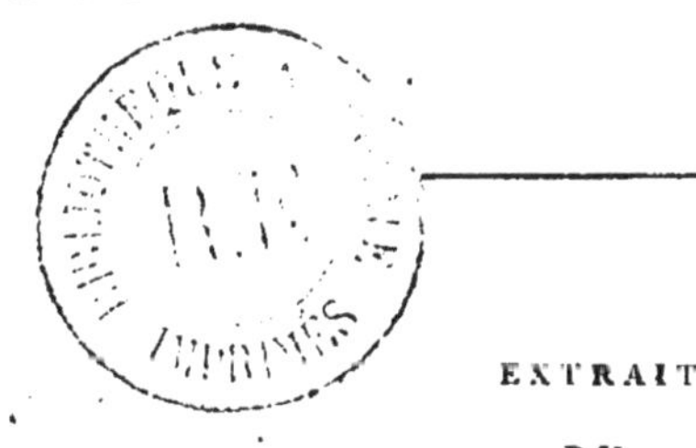

EXTRAIT

DU

MÉMOIRE PRÉSENTÉ A L'INSTITUT

PAR

LE Dr D. DE LIGNIÈRES

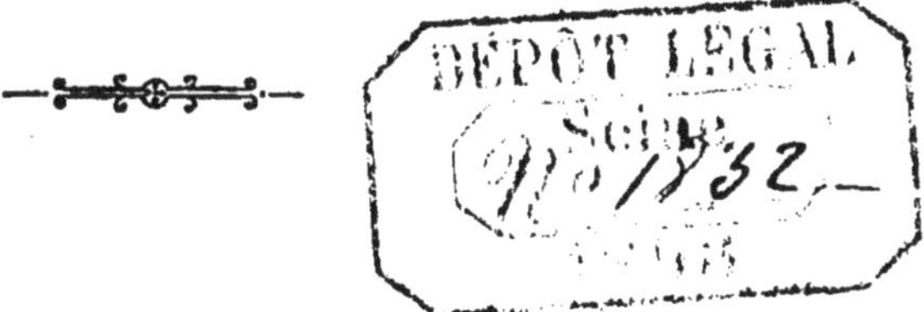


PARIS

IMPRIMERIE A. MAULDE ET Cie

144, RUE DE RIVOLI, 144

1893

POUR

# Ne pas être enterré vivant

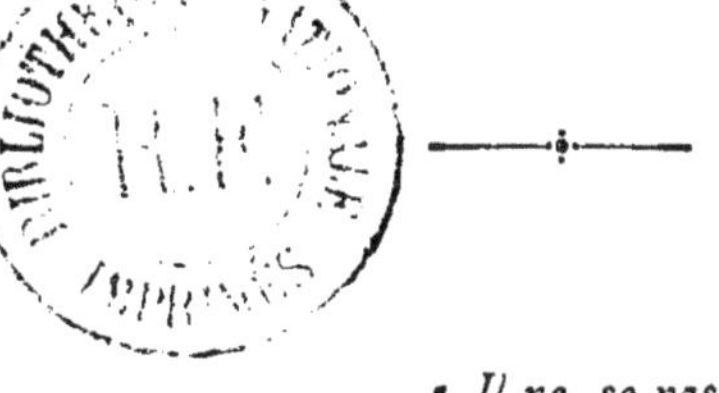

> « *Il ne se passe point de jour que l'on*
> « *n'enterre, en France, des personnes*
> « *vivantes* ». (PINEAU).
>
> « ... *Rien de si incertain que la mort,*
> « *puisque des personnes réputées mortes et*
> « *que l'on avait ensevelies sont sorties de*
> « *leur cercueil et même de leur tombeau* ».
> (WINSLOW).
>
> « ... *Je ne craindrai pas de répéter,*
> « *après un ancien, qu'il vaut mieux secou-*
> « *rir les morts que les vivants, parce que*
> « *les premiers ne peuvent ni se faire faire*
> « *justice, ni manifester leurs besoins* ».
> (FODÉRÉ).

## I

Rien de si incertain que la mort..... écrivait l'illustre anatomiste Winslow, qui fut enseveli deux fois pendant sa vie (1).

Bientôt après, Bruhier d'Ablaincourt publiait sa terrible statistique : « Cinquante-deux personnes enterrées vivantes, quatre ouvertes avant leur

(1) WINSLOW (J.-B.). *An mortis incertæ signæ minus incerta a chirurgicis quam ab aliis exprimentis.* Paris, 1740.

mort, cent trois revenues spontanément à la vie après avoir été renfermées dans le cercueil, soixante-douze réputées mortes sans l'être (1). »

A ces mémoires succédèrent les constatations non moins effrayantes de Pineau (2), de Thierry (3), d'Hufeland (4), de Louis (5), et de beaucoup d'autres.....

Tout le monde convient qu'il ne saurait y avoir de situation plus atroce que celle d'une personne se réveillant vivante dans un cercueil, recouverte de plusieurs pieds de terre, et qui se voit réduite à mourir d'une mort dont les horreurs surpassent tout ce que peut souffrir un homme à qui l'on fait subir les supplices les plus cruels. L'imagination épouvantée peut à peine soutenir l'idée d'une pareille situation.

(1) Bruhier d'Ablaincourt (J.-J.) *Diss. sur l'incertitude des signes de la mort et l'abus des enterremens et embaumemens précipités*. Paris, 1742, 1745, 1749, 1752. — *Mémoire sur la nécessité d'un règlement général au sujet des enterremens et embaumemens*. Paris, 1745-1746.

(2) Pineau. *Mémoire sur le danger des inhumations précipitées et sur la nécessité d'un règlement pour mettre les citoyens à l'abri du malheur d'être enterrés vivans dans lequel on rapporte des observations de personnes enterrées et ouvertes vivantes tant dans les diocèses de Poitiers et de La Rochelle qu'ailleurs et de plusieurs autres, qui ayant été réputées mortes pendant longtemps sont revenues à elles soit naturellement, soit par les secours qu'on leur a donnés*. Niort, 1776.

(3) Thierry. *La vie de l'homme respectée et défendue dans ses derniers moments*. Paris, 1787.

(4) Hufeland (Chr.-W.) *Ueber die Ungewissheit des Todes, und das einzige Mittel sich von seiner Wirklichkeit zu überzeugen*. Salzbourg, 1791. Halle, 1824. *Von dem Rechte des Arztes über Leben und Tod*. Berlin, 1823.

(5) Louis (P.-Ch.-A.) *Des morts subites ou survenues très promptement et tout à fait imprévues. Morts lentes et prévues dont on ne saurait se rendre compte par l'état des organes*. Mémoires et recherches anatomo-pathologiques. Paris, 1826.

Et pourtant, *tous les jours* — ainsi que le prouvent les statistiques de tous ceux qui se sont préoccupés de cette douloureuse question des inhumations précipitées — tous les jours, des êtres humains sont enfermés vivants sous la terre.

De temps en temps, un fait divers de journal signale quelqu'un de ces cas constaté à la suite d'une exhumation — et combien sont rares les exhumations ! — ou quelque résurrection d'enseveli due à un miraculeux concours de circonstances favorables. On frissonne un instant..... et on oublie.

L'abbé Prévost, l'auteur de *Manon Lescaut*, frappé d'une attaque d'apoplexie dans la forêt de Chantilly fut ouvert par ordre de la justice. Au premier coup de scalpel, l'abbé poussa un cri qui annonça qu'il était encore de ce monde, mais c'était trop tard, le coup pour l'en faire sortir était porté. Consulté sur ce qu'il convenait de faire après un événement aussi tragique, M. de la Place répondit : « Gémir et se taire. »

C'est en effet la placide philosophie communément observée. On ne s'attarde guère à s'apitoyer sur ces horribles récits : on aime à penser qu'une semblable aventure ne saurait vous menacer.

Quand on aura lu ces lignes, on reconnaîtra cependant que chacun est exposé, fatalement et nécessairement, à subir un pareil sort.

Parfois — à de longs intervalles — l'opinion publique a d'énergiques réveils, de violentes émotions. Puis, tout se tait, et les tombeaux ne cessent d'étouffer les cris de leurs proies vivantes.

Le Sénat impérial assiste en 1863, 1865, 1866,

à quatre discussions sur la mort apparente. Une des plus importantes s'éleva le 29 février 1866 sur la pétition Carnot dans laquelle on demandait de doubler le délai de vingt-quatre heures pour l'inhumation, d'installer un appareil électrique Ruhmkorff dans chaque cimetière, et, en outre, de supprimer le couvercle du cercueil. Il faudrait un volume pour mentionner les intéressantes discussions qui furent portées à la tribune et les nombreux cas d'inhumations précipitées qui y furent révélés (1).

Nous nous bornerons à citer quelques passages du saisissant discours que prononça à cette occasion, le cardinal Donnet, archevêque de Bordeaux :

« .....J'ai moi-même, dans un village que j'ai « desservi au début de ma carrière pastorale, em« pêché deux inhumations de personnes vivantes. « L'une d'elles vécut encore douze heures et l'au« tre revint complètement à la vie..... Plus tard, « à Bordeaux, une jeune fille passait pour morte; « quand j'arrivai près d'elle, la garde-malade s'ap« prêtait à couvrir son visage. La mort ne me « parut pas certaine, je fis entendre des paroles « d'espérance. Une révolution s'opéra chez la ma« lade, elle est devenue depuis épouse et mère..... « En 1826 un jeune prêtre, au milieu d'une cathé« drale pleine d'auditeurs, s'affaissa subitement « dans la chaire d'où il faisait entendre sa parole. « Un médecin déclare la mort constante et fait « donner le permis d'inhumer pour le lendemain.

(1) *Moniteur officiel* du 1er mars 1866.

« L'évêque de la cathédrale où l'événement était
« arrivé récitait déjà le *De Profundis* au pied du
« lit funèbre et on avait pris les dimensions du
« cercueil; la nuit approchait, et on comprend les
« angoisses du jeune prêtre dont l'oreille saisissait
« le bruit de tous les préparatifs. Enfin, il entend
« la voix d'un de ses amis d'enfance, et cette voix
« provoquant chez lui un effort surhumain amène
« un résultat merveilleux. Le lendemain il pouvait
« reparaître dans sa chaire. IL EST AUJOURD'HUI AU
« MILIEU DE VOUS, vous priant de demander au
« dépositaire du pouvoir non seulement de veiller
« à ce que les prescriptions légales soient obser-
« vées, mais encore d'en formuler de nouvelles
« pour prévenir des malheurs trop fréquents ou
« d'une nature irréparable..... »

Malgré l'éloquence du vénérable cardinal Donnet, malgré les efforts de M. Carnot et de plusieurs autres orateurs, le Sénat passa à l'ordre du jour!

Le 27 avril 1891, le *Figaro* — auquel j'ai l'honneur de collaborer depuis de longues années — publiait en tête de son numéro, sous le pseudonyme Francueil, un article : « La vie et la mort » dédié à M. Constans, Ministre de l'Intérieur.

Lors d'un dîner qui réunissait un grand nombre de médecins des hôpitaux de Paris, était-il dit dans cet article, l'entretien tomba sur les inhumations précipitées :

« Un convive rappela les deux derniers événements qui prouvent que le cas se présente plus fréquemment qu'on ne croit : le cercueil renversé sur le côté, dans un caveau de New-York; la bière ouverte et l'apparition d'un cadavre attestant par son attitude convulsionnée qu'il s'était réveillé et avait subi les affres du plus atroce supplice. Et puis, ce fut le récit du drame récent de Barcelone : une femme enterrée vive accouchant sous terre et révélant, par ses mains déchirées et sanglantes, des efforts désespérément tentés pour rompre son horrible prison.

Un ou deux membres de l'assistance parurent sceptiques, mais la majorité admit la réalité de ces épouvantables accidents. J'ajouterai même qu'un des plus éminents praticiens français conclut par une phrase dont la banalité n'exclut pas la justesse : « Les malheureux à qui pareille aventure est arrivée ne sont pas revenus nous le dire ».

Son unique contradicteur invoqua la sécurité qu'offrent les règlements en vigueur — sécurité représentée uniquement par la visite du médecin des morts.

— Votre argument est juste, lui répartit le maître, mais à la condition que ce fonctionnaire soit infaillible. Or, il ne l'est pas et nul d'entre nous ne peut se vanter de l'être! Le médecin des morts — dont la rétribution est fort modeste d'ailleurs — s'acquitte presque toujours de sa mission en homme pressé de multiplier ses visites afin de pouvoir payer son boulanger et son terme. Il se borne à jeter un rapide coup d'œil sur le cadavre, signe le certificat d'inhumation et se retire. La famille, en larmes et tout entière à ses regrets, ne songe guère à lui demander un examen minutieux. Et, après le délai réglementaire, l'ensevelissement et le transport au cimetière ont lieu.

Eh bien! mon cher confrère, sur vingt corps ainsi traités, il y en a *un* en moyenne qui présente les caractères indubitables et irréfutables de la mort. Les dix-neuf autres sont — je vous l'accorde et je l'espère — bel et bien décédés, mais ils n'accusent pas les preuves absolues du trépas; je veux dire : la flétrissure du globe de l'œil et le bleuissement du ventre déterminé par la décomposition organique. Il faut tout admettre : la catalepsie peut survenir chez un individu atteint préalablement de gangrène, d'une tumeur en suppuration ou d'une maladie infectieuse. Et alors, insensibilité absolue, rigidité cadavérique, odeur fétide, altération des traits, respiration nulle, taches sur la peau, tous les signes de la fin finale apparaissent..... qui font clouer le sujet sans scrupule entre quatre planches pour être ensuite expédié au Père-Lachaise. Si, plus tard, ce sujet se réveille et si son cerveau, recouvrant sa vitalité, lui donne conscience de sa position, nul ne le sait!...... Et il meurt cette fois pour de bon, mais après quelles souffrances, grand Dieu! Vous êtes-vous figuré, sans épouvante, les tortures par lesquelles passe cet être depuis la minute où il sent où il est jusqu'à la suffocation — lente à venir — qui le délivre de sa torture?

A mon sens, il suffit que ce cas se soit présenté *une fois* pour qu'un gouvernement en prévienne le retour par une loi strictement observée. Je connais des gens qui, uniquement par terreur d'une menace pareille, exigent, dans des dispositions testamentaires, que leur autopsie soit faite ou qu'ils soient incinérés. Ils préfèrent l'hypothèse d'être assassinés par un scalpel ou brûlés par un bûcher à l'hypothèse d'être inhumés vivants....... Nous partageons tous leur opinion! Mais il vaudrait beaucoup mieux tourner le dos à ces trois alternatives et adopter le système que l'on m'a dit être pratiqué actuellement en Autriche et dans presque toute l'Allemagne.

1° *Jamais son cercueil n'est cloué, et des précautions sont prises pour que l'air y pénètre;*

2° *Jamais l'inhumation d'un corps n'a lieu avant qu'il n'ait été gardé dans la chambre mortuaire des cimetières jusqu'à la décomposition caractéristique constatée par un médecin appointé* ad hoc.

En certains pays, un fil, communiquant à une sonnerie électrique et mettant en action un ressort qui arbore un drapeau sur le toit du pavillon funèbre, est attaché au petit doigt des cadavres qui attendent l'enterrement définitif. Ces précautions ne gênent ni le recueillement sacré, ni l'imposant cérémonial, ni la pompe des obsèques qui ont lieu dans les mêmes conditions qu'ici — à cette différence près que le corps est conduit de l'église à la chambre mortuaire dans une bière sans couvercle et simplement recouverte d'un drap. Les familles puisent au moins une consolation dans la certitude de savoir leur parent préservé d'une mort abominable.

Mon avis est qu'il appartient aux médecins surtout de réclamer l'adoption de cette sage coutume en France où les naïfs s'imaginent qu'un miroir sous le nez et l'application du fer rouge au talon ou le chatouillement de la plante des pieds suffisent pour permettre d'affirmer qu'un homme n'existe plus. Ils n'ont certainement pas assisté aux épreuves du même genre que les magnétisés supportent sans le moindre signe de sensibilité!

Il y a aussi des précautions qui, dans le cas qui nous occupe, se retournent contre le but qu'on se propose. L'emploi du phénol dont on asperge les chambres mortuaires et les morts eux-mêmes ne laisse plus la ressource d'un indice précieux : l'odeur *sui generis* que provoque la décomposition des tissus......

Je connais beaucoup de gens que hante la peur d'être enterrés vifs au point que leur vie en est empoisonnée et qu'ils ne s'endorment jamais sans une pitoyable appréhension. L'angoisse parfois les réveille baignés de sueur glacée, et les tient éveillés dans un état d'anxiété indicible. Il y a quelques années, je fus pendant plusieurs mois en proie à la même idée fixe — qui me secouait en plein sommeil...... Mon premier mouvement était d'étendre les bras pour être bien certain que j'avais autour de moi un espace rassurant. L'un de ces terrorisés me disait : « Je redoute surtout de succomber pendant une épidémie, car, dans ces moments-là, des arrêtés abrègent encore les délais d'inhumation au nom de l'hygiène; aussi, ai-je supplié les miens de déclarer mon décès à la mairie le plus tard possible et de le cacher au besoin ». On ne saurait en vouloir à quelqu'un de prendre de telles précautions contre une éventualité rendue possible par nos modes de sépulture. Et pourtant, elles présentent des inconvénients que je n'ai pas besoin de souligner.

La réglementation qui oblige les morts opulents — transportés d'un point à un autre, ou descendus dans des caveaux — à être enfermés dans un triple cercueil de plomb capitonné de sapin et de chêne, est louable au point de vue hygiénique, mais si celui que contient cette triple enveloppe se réveille, il est irrémédiablement condamné à la plus atroce des asphyxies. Le pauvre a, du moins, la chance d'être entendu au travers de ses minces voliges, s'il se réveille avant de recevoir sur lui deux mètres de terre!...... C'est ainsi que jusque dans la mort on constate, pour les déshérités de la fortune, certaines compensations à l'humilité de leur condition !

Quoi qu'il en soit, conclut l'orateur, il est à souhaiter qu'un député reprenne au Parlement la discussion dont, jadis, le Sénat a eu tort de ne pas tenir compte. Le cardinal Donnet, qui avait été enseveli pendant un accès de léthargie, eut beau prendre la parole et raconter sa propre aventure, l'Assemblée du Luxembourg passa à l'ordre du jour. En ce qui me concerne, je suis prêt à rédiger le projet de loi qu'un mandataire du peuple ou un ministre intelligent soumettra à la Chambre......

A ce moment un convive, s'adressant à moi :

— Eh! dites donc, mon cher confrère, pourquoi ne répéteriez-vous pas ce que vous venez d'entendre aux lecteurs du *Figaro?*

— Mieux que cela! fit mon voisin, dédiez votre article à M. Constans..... Son chef de cabinet le lui placera probablement sous les yeux. Notre Ministre de l'Intérieur est homme à pousser lui-même à l'adoption des mesures préventives qui, à l'étranger, d'après une statistique digne de foi, ont déjà sauvé deux personnes du plus redoutable des martyres..... Tous comptes faits, la construction, dans les nécropoles, de halls mortuaires plus ou moins vastes, où les trépassés demeureront un laps de temps à déterminer, ne sera pas coûteuse et ne nécessitera pas un personnel nombreux. Les morts — bien morts — ne sont pas d'un service absorbant et difficile. Ils gênent peu les vivants. Les faux morts seuls dérangeront les gardiens payés pour cela !. . . . . . . . . . . . . . . . .
. . . . . . . . . . . . . . . . . . . . . . . . . . .
. . . . . . . . . . . . . . . . . . . . . . . . . . »

Le 1er juin suivant, un deuxième article sur la « Vie et la Mort » paraissait au *Figaro :*

« Il y a six semaines environ, je faisais paraître, à cette place — sous la forme de requête à M. le Ministre de l'Intérieur — une chronique où je demandais que des chambres mortuaires fussent construites dans tous les cimetières de France. De récents et terribles drames, qui ont eu l'Amérique, l'Espagne et la France pour théâtres, et dont les héros étaient des malheureux enterrés vivants, m'avaient suggéré l'idée de cet article. Je pensais qu'il serait lu avec intérêt et approuvé par la majorité de mes lecteurs, mais j'étais loin de m'attendre au retentissement qu'il a provoqué. Je ne prévoyais pas non plus qu'il me vaudrait une pareille quantité de lettres ; aujourd'hui encore j'en ai reçu quatre, qui portent leur nombre exact à *cent soixante-seize*. En présence de cette émotion et surtout de l'appel qui est fait au *Figaro* par tous ses correspondants, il nous paraît utile de revenir sur ce triste et funèbre sujet.

Chose étrange ! ces épîtres émanent de toutes les classes et de tous les milieux — ce qui prouve que l'inhumation précipitée est l'objet d'une terreur générale. Un ouvrier nous dit que, dans son monde, on est plus exposé à cette horrible fin que dans tous les autres, parce que le médecin des morts y procède avec moins d'attention.

Une mère raconte que son enfant a été officiellement enlevé après les délais voulus, bien qu'il ne présentât pas les signes caractéristiques de la mort. Un groupe de « bourgeois de Bordeaux » (*sic*), prétend qu'en présence des faits que j'ai cités, l'Etat ne peut se soustraire aux mesures par moi réclamées. Des médecins eux-mêmes les approuvent chaudement. Bref, toutes ces personnes (dont nous tenons les noms et les adresses à la disposition des incrédules) sont unanimes à supplier le *Figaro* de poursuivre sa campagne au nom de l'humanité. Un lieutenant-colonel, en retraite, termine sa prière par ces mots :

Le rôle véritable de la Presse française est de soulever de pareilles questions et de provoquer une solution conforme au vœu de tout un peuple; car croyez bien que pas un être vivant, dès qu'il a eu l'âge de raison, n'a pensé au moins une fois à la possibilité de cet affreux trépas... Nul n'a évité le cauchemar abominable de trois mètres de terre pesant sur un coffre étroit où l'on vit, où l'on sent, où l'on pense — sans possibilité de se mouvoir et avec l'horrible certitude de l'abandon. Ceux qui ne vous ont pas écrit pour vous engager à persévérer dans votre motion se sont abstenus par fausse honte plutôt que par indifférence. J'ai assisté à vingt batailles sans émotion. Durant des nuits qui ont précédé les combats, j'ai dormi sans le moindre trouble. Enfin j'ai risqué cent fois ma vie sans que mon cœur battît plus vite qu'à l'ordinaire : eh bien! quand il m'est arrivé de songer que je pouvais être cloué vivant dans un cercueil, j'ai perdu le sommeil et l'appétit pendant plusieurs jours et je ne suis rentré en possession de moi-même que lorsque des parents m'ont juré d'obéir strictement à mes recommandations suprêmes...

Mais tuer un individu pour l'empêcher de succomber au fond d'une fosse, dans les affres de la plus épouvantable des agonies, n'est pas une solution conforme au progrès et à cette fin de siècle où les savants, réunis à chaque instant en congrès, agitent, discutent et favorisent « la prolongation de la vie humaine ».

*Les bières non clouées et des chambres mortuaires où les décédés attendront qu'une décomposition évidente les désigne à l'inhumation définitive : Voilà la vérité. Voilà le but.*

Atteignez-le et vous aurez plus mérité de la patrie que beaucoup de philanthropes, de politiques et d'économistes que je pourrais citer.

La lettre de ce soldat n'est que la paraphrase de toutes les autres et nous y répondrons en peu de mots.

Et d'abord que pouvons-nous faire de plus ?

Nous ne devons pas encombrer notre journal d'un « plébiscite » inutile, pas plus que nous ne devons ennuyer notre public en traitant toujours le même thème; c'est à nos correspondants d'agir directement, soit en tâchant d'intéresser à leur cause — qui est celle de tout le monde — un ou plusieurs députés, soit en s'adressant, comme nous l'avons fait, au ministre de l'intérieur. . . . . . . . . . . . . . .

Nous avons la joie de leur dire qu'ils trouveront M. Constans tout disposé à leur donner satisfaction, car le surlendemain du jour où notre chronique paraissait, nous recevions l'avis suivant :

MINISTÈRE DE L'INTÉRIEUR

DIRECTION
du
CABINET DU PERSONNEL
ET DU SECRÉTARIAT

Cabinet du Directeur

Paris, le 4 mai 1891.

MONSIEUR,

*Je suis chargé par M. le Ministre de l'Intérieur de vous dire qu'il a lu votre article avec le plus vif intérêt. M. Constans a été vivement frappé des idées que vous avez formulées, et il se propose de faire étudier avec grand soin une question qui mérite à tous les points de vue d'attirer l'attention des pouvoirs publics.*

*Croyez, Monsieur, à l'assurance de ma considération.*

*DEMAGNY.*

Cette lettre rassurante prouve, en tous cas, que nous n'avons pas vainement sollicité l'intervention du gouvernement. Nous estimons qu'il ne serait pas indiscret d'insister pour avoir une solution prompte et catégorique — car, en attendant, les cérémonies funèbres et les enterrements ont lieu comme par le passé... Encore dernièrement, nous lisions qu'un enfant exhumé présentait les signes d'une mort consécutive à sa descente dans le caveau de sa famille, et l'un de nos amis nous contait qu'un fossoyeur avait avoué, étant en état d'ivresse, qu'il lui avait semblé entendre des cris étouffés qui sortaient d'un cercueil qu'il recouvrait de terre... Faut-il ajouter foi à cette déclaration d'un homme pris de vin ?

Quoi qu'il en soit, le *Figaro* estime qu'il a fait son devoir... A ses lecteurs de faire le leur.

. . . . . . . . . . . . . . . . . . . . . . . . . . . . .
. . . . . . . . . . . . . . . . . . . . . . . . . . . . »

Mais M. Constans n'est plus ministre et le gouvernement, hélas! a bien d'autres questions à traiter que celle des inhumations précipitées!

Faut-il donc encore, suivant l'avis de M. de la Place, se contenter de gémir et de se taire?

Nous nous y refusons énergiquement.

Il y a si longtemps que nous sommes instamment sollicité de tous côtés, qu'on nous supplie de poursuivre notre campagne en faveur de toutes les mesures propres à rendre les inhumations précipitées impossibles, que nous ne saurions désormais nous soustraire à ce devoir, à cet apostolat.

Le 17 décembre 1889, Alphonse Karr nous écrivait de «Maison Close» pour nous donner ses conseils: «Poursuivez cette œuvre d'un intérêt terrible, d'un grand intérêt...... »

Encouragé par l'appui de personnalités éminentes dans toutes les classes de la société, nous avons la certitude d'arriver à secouer l'insouciance et l'apathie générales et à forcer l'initiative privée et les pouvoirs publics à s'occuper de cette terrifiante question.

Il existe des Sociétés puissantes et efficaces pour la protection et la défense d'intérêts moraux et matériels les plus divers; n'est-il vraiment pas plus urgent et plus intéressant de grouper les forces suffisantes pour protéger la vie humaine menacée à chaque instant de la plus atroce des tortures, d'établir une sorte de «ligue contre les inhumations précipitées» afin de défendre et de «secourir les morts qui ne peuvent ni se faire faire justice, ni manifester leurs besoins?» (1)

Nous avons mûrement étudié la question, sa solution nous paraît promptement réalisable pour

(1) Fodéré (F.-E.). *Traité de Médecine légale.* Paris 1813.

peu qu'on apporte quelqu'aide à nos efforts et à notre volonté.

Qu'on lise ce Mémoire où nous avons cherché à résumer les points principaux du terrible problème qui devrait obséder tout être humain comme il nous obsède nous-même, — à tel point que nous ne pouvons saluer un corbillard sans penser : Celui qu'on emporte n'est peut-être pas mort! — et on verra, qu'avec la législation et les garanties médicales actuelles, nul d'entre nous ne saurait être assuré contre les indicibles affres de sa chair agonisante rongée dans le cercueil.

## II

Il n'existe aucun signe probant, caractéristique, absolu, de la mort. «Aucun de ces signes, pris isolément, dit Raige-Delorme, ne fournit d'indice certain. » (1)

Toutes les preuves multipliées de cette vérité, tout ce qu'on a écrit sur l'incertitude des signes de la mort n'est que l'expression de ce fait, à savoir, que la connaissance de l'essence de la vie est très obscure et que, comme le dit Celse, à propos des controverses qui s'agitaient déjà de son temps au sujet des personnes enterrées vivantes, les hommes, en toutes choses, trouvent toujours plus expéditif de prendre les apparences pour la réalité (2).

(1) Raige-Delorme. *Art. mort. Dict. de Médec.* en 30 volumes
(2) Aur. Cornel. Celsi. *De Med.*, lib. 2, cap. vi.

Nous allons le démontrer d'une façon péremptoire, en nous appuyant sur les plus hautes autorités scientifiques et médicales et sur quelques-uns des milliers d'exemples de personnes ensevelies ou inhumées pendant leur vie.

Nous prouverons en même temps que la vérification des décès, de la façon dont elle est pratiquée aujourd'hui, n'est qu'une garantie absolument illusoire et qu'elle s'accomplit, le plus souvent, avec une insouciance et une légèreté à peine croyables.

Nous ne saurions trop le répéter, après l'aveu d'un de nos plus célèbres médecins des hôpitaux de Paris (1) : « Sur vingt décès, un seul présente les caractères indubitables, irréfutables de la mort... » De telle sorte qu'aujourd'hui, en 1893, sur cent personnes enterrées, il y en a quatre-vingt-quinze dont la mort n'est pas certaine !

La *Putréfaction* — s'accordent à dire tous les auteurs qui ont fait une étude approfondie des signes de la mort — ne peut être considérée comme un signe indubitable de décès que lorsqu'elle commence à se répandre sur une notable étendue du corps, car, ainsi que le fait remarquer Haller (2), « un commencement de décomposition putride peut, dans certaines maladies, se manifester sur plusieurs parties du corps vivant et les malades exhalent alors une odeur cadavéreuse avant d'avoir succombé ».

La putréfaction cadavérique peut donc être con-

(1) *Figaro* du 27 avril 1891.
(2) HALLER. *Traité de Physiologie.*

fondue avec plusieurs états du corps vivant, avec de nombreuses maladies qui présentent les symptômes plus ou moins généralisés des diverses décompositions putrides décrites par le professeur Lacassagne (1).

La putréfaction est un signe tellement trompeur que les conclusions de ceux qui ont le plus recommandé sa valeur se réduisent, en somme, à faire observer que, dans la putréfaction, il y a une odeur « moins désagréable » (?), « moins spéciale » (??) que dans la gangrène et les décompositions putrides des maladies, que « le plus souvent, les décompositions putrides des corps vivants affectent « plutôt » les membres, tandis que la putréfaction se montre plus généralement et plus primitivement sur le tronc » (!)

On voit combien ces données sont peu précises puisque c'est, en définitive, l'odorat du vérificateur qui devrait décider, dans nombre de ca douteux (au milieu de l'atmosphère d'une chambre habituellement saturée d'odeurs diverses), s'il s'agit ou non d'une véritable putréfaction cadavérique.

Nous pourrions citer une foule de cas topiques relativement aux malheureuses erreurs commises, si nous ne voulions pas insister davantage sur les détails de cette pénible question de la putréfaction.

La *Rigidité cadavérique* est le second signe de mort auquel on a donné la plus grande importance.

On va voir quelle est sa valeur.

L'air sec et froid détermine promptement une rigidité musculaire accentuée ; l'air chaud et

(1) Lacassagne (A.). *De la Putridité morbide et de la Septicémie. Histoire des Théories anciennes et modernes.* Paris, 1872.

humide la fait persister très longtemps, en moyenne pendant 24 ou 36 heures.

Haller et Bichat (1) ont prouvé que la rigidité peut manquer chez les personnes affaiblies par une maladie longue et douloureuse ainsi que dans la vieillesse très avancée. Haller, veillant sa propre fille, ne constate pas de rigidité.

Nysten, donnant les moyens de distinguer les raideurs qui surviennent pendant la vie de celles qui suivent la mort, prétend que « dans ces dernières le corps a perdu sa chaleur, tandis que dans toutes les affections nerveuses graves, où les membres deviennent raides, le corps est encore pourvu d'un certain degré de chaleur très sensible au thermomètre (2). Cela n'est pas exact, car la rigidité survient d'autant plus tôt que le système musculaire est moins développé et qu'il a subi plus d'altération par le fait de la maladie. Leroux a fait observer dans un débat à l'Académie de médecine, en 1827, que, chez des sujets qui ont succombé à une maladie du cœur, la chaleur se conserve quelquefois plus de trente heures, et que si, dans ces cas, il ne survient pas de rigidité cadavérique proprement dite, si les sujets ne deviennent pas raides, comme ils ne sont pas refroidis, cette raideur ne peut être considérée comme un signe de mort (3). Orfila qui, dans cette même séance à l'Académie, fut très affirmatif dans ses négations,

(1) BICHAT (X.). *Recherches physiologiques sur la vie et la mort.* Paris, 1800, *avec notes de 1822.*

(2) NYSTEN (Ph.) *Recherches de physiologie et de chimie pour faire suite à celles de Bichat sur la vie et la mort.* Paris, 1811.

(3) *Comptes rendus de l'Acad. de médec.* 1827. et NIDERKORN, *Thèse de Paris.* 1872.

finit plus tard par reconnaître « qu'il est des cas où la rigidité arrive presque immédiatement après la mort ou lorsque le corps est encore chaud ». (1)

« La raideur convulsive peut être confondue avec la raideur cadavérique », dit Raige-Delorme.

D'après Louis, il faut savoir distinguer la rigidité musculaire d'avec celle des articulations, car « la flexibilité des membres est un des principaux signes par lesquels on peut juger qu'une personne n'est pas morte quoiqu'elle ne donne, d'ailleurs, aucun signe de vie ».

Et il cite à l'appui plusieurs observations, entre autres celle-ci :

« Un médecin s'étant aperçu qu'un homme qu'on croyait mort avait encore les membres flexibles, quoiqu'on ne sentit pas de pouls, que l'immobilité du coton approché de la bouche déposât contre l'existence de la respiration et que les lavements les plus âcres fussent sans effet, il fit frotter fortement pendant trois quarts d'heure la plante des pieds de cet homme avec une toile de crin pénétrée d'une saumure très forte et, par ce moyen, le rappela à la vie. »

On lit dans Pechlin (2) :

« Une petite fille de huit ans s'étant sauvée de chez ses parents, fut trouvée dans un bois au bout de sept jours, sans mouvement ni sentiment et sans la moindre apparence de respiration. On l'aurait traitée en morte, si la flexibilité des membres n'eut engagé à lui donner des secours qui la rappelèrent d'une mort apparente à la vie. »

Ces deux observations et les considérations qui

(1) ORFILA. *Traité de médecine légale.* Tome I^er^. Paris, 1848.

(2) PECHLIN. *De aeris et alimento defectu ; cap. 6. Biblioth. med. marget. Dissert. an mortis incert.* et *Mémoires de l'Académie des sciences.* 1721.

précèdent suffisent à montrer combien le signe « rigidité cadavérique » est difficile à établir et à quelles déplorables méprises il peut donner lieu.

Le travail le plus documenté et le plus remarquable qui ait été entrepris sur la rigidité cadavérique est celui du savant docteur Pierre Rondeau (1) qui s'est livré sur ce sujet à de très nombreuses et très intéressantes expériences.

Voici quelles sont les conclusions du Dr Pierre Rondeau :

« .....les résultats obtenus ne m'ont jamais permis d'établir aucune théorie tant sur la formation que la marche et la durée de la rigidité sous des influences déterminées.....

« Devant ces faits, je suis obligé de reconnaître que mon espoir a été trompé et que le genre de mort auquel un individu a succombé ne sera pas révélé au médecin légiste par la marche et la durée de la rigidité cadavérique. »

On a indiqué comme troisième signe « certain » de la mort, l'*absence de contractions musculaires sous l'influence de stimulants électriques.*

C'est le professeur Klein, de Mayence, qui a, le premier proposé l'électricité ou ainsi qu'on le disait alors, « l'*irritation* métallique (2) ».

Les recommandations stipulées par les partisans de ce mode d'exploration se résument en ceci : Mettre un muscle à nu par une petite incision pratiquée sur une partie du membre où cette plaie

(1) Pierre Rondeau. *Étude expérimentale sur la rigidité cadavérique au point de vue médico-légal.* Paris, 1880.

(2) Klein. *De metallorum irritamento ad explorandam veram mortem.* Mogunt, 1794.

ne puisse avoir aucune suite fâcheuse, ne pas entreprendre l'expérience avec une pile trop forte dans le cas où l'on soupçonne un reste de vie parce qu'une excitation trop énergique pourrait éteindre ce reste au lieu de le ranimer (1).

Cette épreuve a semblé tellement décisive à beaucoup de médecins que plusieurs n'ont pas hésité à enseigner que lorsque l'électricité n'agit pas, on peut porter un cadavre en terre *une heure* après l'expérience.

Nysten, médecin français, a combiné de nombreuses expériences qui ont établi que l'électricité n'est pas un moyen certain de se prononcer sur la réalité de la vie et de la mort, par la raison qu'on peut produire des contractions quoique la vie n'existe plus.

D'ailleurs, la contractilité musculaire est tellement variable suivant les cas et les circonstances qu'il est impossible d'en faire la base d'une appréciation tant soit peu exacte. Cette contractilité est en effet diminuée par l'air humide et chaud, le gaz ammoniac, la vapeur de charbon, l'hydrogène sulfuré. Elle s'éteint au bout de 2 heures 45 minutes dans la péritonite, dure de 3 à 6 heures dans la phtisie, le squirrhe et le cancer, 9 heures dans les hémorragies et blessures du cœur, de 10 à 15 h. dans les fièvres adynamiques, 15 à 16 heures dans la pneumonie, varie entre 5, 15, 20 et 27 heures dans les anévrysmes du cœur avec ou sans hydrothorax. Dans certaines morts accidentelles ou subites, la contractilité musculaire persiste 10 à

(1) Marc. *Dict. des sciences médicales*. Paris, 1837.

12 heures chez les sujets vigoureux et elle peut se conserver de 15 à 20 heures dans les cas de maladies beaucoup moins aiguës où il y a eu un commencement d'amaigrissement.

Pierret juge ainsi la question :

« La perte totale des mouvements n'est pas un signe plus certain de la mort, puisqu'on l'observe dans les paralysies, l'hystérie, la syncope, l'asphyxie, etc..., et que longtemps avant de périr la contractilité n'existe plus chez les individus exposés à l'influence délétère de certains gaz ou frappés d'une affection gangréneuse ou adynamique. La pile galvanique proposée dans ces cas pour constater la vie de l'homme n'est donc qu'un moyen tout à fait illusoire » (1).

Voilà pour les « trois principaux signes certains de la mort. »

Nous allons maintenant passer rapidement en revue tous les autres.

Il serait superflu d'insister sur le *refroidissement* après ce qu'en dit Bichat, à savoir que la chaleur se conserve dans les morts subites et dans les asphyxies bien au delà du terme ordinaire, tandis que le refroidissement général peut exister pendant la vie à un degré aussi élevé qu'après la mort dans beaucoup d'affections nerveuses et principalement dans la dernière période de l'hystérie.

*L'absence de respiration et de circulation* est évidemment le symptôme le plus remarquable et le

(1) PIERRET (J.-N.). *Essai sur les signes qui distinguent la mort réelle de la mort apparente et sur les moyens de combattre cette dernière.* Paris, 1807.

plus constant dans tous les cas de mort apparente, mais il est bien prouvé que les fonctions respiratoires et circulatoires peuvent être suspendues pendant un temps très long sans qu'il y ait mort réelle. Il est à supposer que ces fonctions ne sont pas alors tout à fait éteintes, et qu'elles existent encore à un degré si faible qu'elles sont inaccessibles à nos sens.

Quelques individus peuvent même, à volonté, suspendre les mouvements de leur cœur et de leur respiration. Tel est le cas du colonel Tewnshend, raconté par Cheyne (1) et celui de Fontana (2). Haller en cite également de nombreux cas dans sa Physiologie. « Je puis assurer, dit Fodéré, avoir vu plusieurs fois avec surprise chez des personnes infirmes, les mouvements du cœur et de la respiration comme anéantis et annonçant une mort prochaine, puis rétablis insensiblement à permettre de vivre encore plusieurs années après une répétition fréquente de ces alternatives. » Tels sont encore les faits rapportés par le Dr Stevenson, d'Edimbourg, qui ont entrainé des résultats épouvantables.

Du reste, il n'y a pas de maladie dans laquelle la syncope ne puisse survenir et aucun état ne reproduit plus parfaitement les apparences de la mort qu'une syncope intense : plus de sentiment, plus de mouvement, plus de respiration, plus de circulation sensible ; la chaleur est éteinte, la peau décolorée ; c'est l'image frappante de la mort.

« Quelle importance, dit le Dr Pierre Rondeau,

(1) *Journal des Savants*, 1746.
(2) *Journal général de médecine.* Tome XXXVI.

faut-il donc attacher aux signes fournis par l'appareil pulmonaire ? Évidemment une très minime. Tous les moyens employés pour constater les traces de respiration sont plus ou moins défectueux. Quelle valeur accorder à l'expérience du miroir qui est le plus populaire ? Ne sait-on pas que même sans que la personne ait respiré, le miroir se ternit s'il est plus froid que l'air de la chambre, et qu'il ne se ternit pas, même la personne ayant respiré, s'il est plus chaud que l'air ambiant. Dans de nombreux cas de personnes revenues à la vie, le miroir avait conservé son éclat... La même valeur doit être accordée à l'expérience de la flamme et du duvet léger approché des narines ou des lèvres... Winslow a proposé de mettre le corps sur le côté et de placer un verre plein d'eau sur le cartilage de l'avant-dernière côte ; mais lui-même fait justice du procédé, car il dit : Le repos de la liqueur n'est pas une preuve que les fonctions vitales soient abolies et même l'agitation de cette liqueur ne prouve pas qu'elles existent. Il faut donc se ranger à l'avis de Tourdes et admettre que les observations très précises faisant défaut, la recherche de la respiration a beaucoup plus pour but de mettre en évidence les dernières traces de la vie que de donner la preuve certaine de la mort. »

Mêmes incertitudes pour les mouvements du cœur.

Louis, approuvant le langage des anciens, « *cor primum vivens, ultimum moriens* », dit que la première recherche que l'on fait pour s'assurer de la mort d'un homme, c'est de lui tâter le pouls.

Winslow veut qu'on recherche les pulsations artérielles non seulement aux poignets, mais aux tempes, aux carotides et il insiste sur les pulsations cardiaques. M. Bouchut n'a pas craint d'affirmer avoir toujours constaté les pulsations cardiaques dans tous les cas de mort apparente qu'il a observés. Qu'on mette cette affirmation en regard de celle du professeur Monneret (1) :

« On a prétendu, dans ces derniers temps, qu'on entendait toujours les bruits du cœur dans la mort apparente; rien n'est si faux, et des observations sont là pour témoigner contre une pareille erreur. Sans doute il n'est pas douteux que les contractions du cœur plus éloignées et plus faibles continuent encore; mais si elles sont capables de faire avancer le sang, elles ne peuvent faire vibrer les valvules assez fortement pour produire un bruit sensible à l'oreille ni un battement perceptible à la main ou à la vue. »

MM. Depaul et Josat ont vu revenir à la vie des cholériques et des nouveau-nés chez qui l'auscultation la plus attentive n'a pu, pendant plusieurs minutes, saisir aucun battement, aucun frémissement cardiaque.

Les cas cités par M. Legludic (2), d'après Girbal, chef de la clinique de Montpellier, et d'après M. Braschet, de Lyon, sont assez démonstratifs à ce sujet. Il en est de même de ceux de M. François, membre de l'Académie de médecine de Belgique, observés pendant les épidémies des fièvres intermittentes de

(1) Monneret (Ed.) *Traité de Pathologie générale.* Paris, 1857

(2) Legludic. *Thèse de Paris*, 1863.

toutes natures qui régnaient dans la ville de Mons en 1822, et de ceux de M. Emmanuel Rousseau (1).

Une foule d'autres signes de la mort ont été tour à tour considérés comme absolus, puis combattus et rejetés : le défaut de redressement de la mâchoire inférieure, la perte de transparence de la paume de la main, des doigts et des orteils, la flexion du pouce vers le creux de la main, la vacuité des carotides, le relâchement du muscle coccygio-anal. Récemment, M. Bouchut a encore insisté sur cet état de sphincter anal, bien que la Commission de l'Institut ait objecté que la paralysie des sphincters pouvait exister chez l'homme avant que la mort ne fût consommée.

Blumenbach a voulu faire attacher une importance énorme à l'aplatissement du dos et des fesses sur lesquels le malade a été couché. C'est un signe qui perd toute sa valeur quand il y a infiltration des tissus.

Souvent, sur la cornée transparente de l'œil des mourants, se forme une toile très fine, glaireuse, mais cette toile s'observe fréquemment (en même temps que la mollesse et l'enfoncement des yeux), soit dans des affections simples émotives, soit dans certaines maladies de la paupière, ainsi que chez des noyés et des asphyxiés qui ont été rappelés à la vie. La toile dite glaireuse est un des fréquents symptômes, pendant la vie, d'une attaque de choléra. La formation de cette toile a cependant donné lieu à cette exclamation : « Voilà qui est fait, les yeux sont crevés ! »

(1) VULPIAN. *Gazette médicale.* Paris, 1858.

Par contre, le vulgaire s'imagine que tant que le globe de l'œil conserve une certaine fermeté, on ne peut être certain que la personne soit morte, quels que soient les autres indices qui induisent à le penser, et c'est à la permanence de cet état naturel, dit Pechlin, que plusieurs individus ont dû le bonheur de ne pas mourir dans leur tombeau.

L'œil est, du reste, l'organe à l'examen duquel on a donné et on donne encore — bien à tort — une importance décisive. Nous mentionnerons « les paupières entr'ouvertes », « le regard qui devient fixe », « les larmes de l'agonie », qui, dans tous les pays ont donné naissance à l'expression « le larmier est rompu », etc.

M. Bouchut a trop insisté sur la dilatation de la pupille, puisque certains états pathologiques produisent cette dilatation pendant la vie.

Enfin M. Larcher (1) prétend que le stigmate infaillible de la mort consiste en « une simple tache noire peu apparente apparaissant sur le côté externe de l'œil ». Et, pour montrer la solide confiance qu'il a dans ce signe, il termine en disant : « ..... Mais que 24 heures ou davantage soient ou non écoulées, dès le moment où aurait paru l'imbibition cadavérique du globe de l'œil, trahie par la tache noire de la sclérotique, je déclarerais que la mort est réelle, et sans attendre le développement des autres signes de la putréfaction, je permettrais l'inhumation » (!)

Le facies des mourants, minutieusement décrit

(1) Larcher (J.-F.). *Études physiologiques et médicales.* Paris, 1868.

par Hippocrate a été bien des fois — et est sans doute encore — considéré comme suffisant pour procéder à l'inhumation.

Mais ce facies est autant un effet de la longueur de la maladie que de la connaissance acquise par le malade du danger de son état et de l'émotion qu'il en ressent. Fodéré l'a vu apparaître maintes fois subitement après l'administration des derniers sacrements chez des malades qui ne l'avaient pas auparavant.

Plusieurs auteurs, désespérés de ces incertitudes ou désirant, sans doute, éviter les fatigues d'un examen long et difficile, en sont arrivés à conclure que la simple contemplation du cadavre vrai ou supposé suffisait à se former une opinion : « La puissance vitale retranchée encore dans ses derniers recoins répand sur la périphérie du prétendu cadavre quelque chose de moins sombre que les horreurs du trépas... *Animam adhuc trahit anima!* »

Quand on réfléchit qu'aucun des signes de la mort, pris isolément, n'offre assez de certitude pour permettre la vérification d'un décès, laquelle exige un examen suivi, approfondi, minutieux de tous les signes prévus ou imprévus, quand on réfléchit que quatre-vingt-quinze fois sur cent, cette vérification ne consiste que dans le coup d'œil ci-dessus mentionné, peut-on ne pas se sentir glacé d'horreur en songeant au sort qui nous attend... aujourd'hui ou demain?

## III

Les limites de ce Mémoire ne nous permettent pas de pouvoir citer la millième partie des cas authentiquement constatés de personnes ensevelies ou enterrées vivantes; il nous faudrait assurément, pour cette énumération, un fort volume in-folio. D'autre part, nous ne reproduirons pas les faits les plus récents que chacun a pu souvent lire dans les gazettes, la constatation de ces derniers ne nous étant pas encore parvenue avec toute la rigueur et la précision désirables. Nous nous bornerons donc à mentionner quelques-uns des cas les plus connus et, pour ainsi dire, les plus classiques.

Asclépiade, Empédocle, disciples de Pythagore, ont rappelé à la vie de nombreux sujets que l'on croyait morts.

Platon parle d'un guerrier qui, resté dix jours parmi les morts, se réveilla lorsque son corps était déjà sur le bûcher.

Pline cite Lucius Avicula et Lamia qui, moins heureux que le soldat de Platon, ne purent être arrachés aux flammes.

Avicula, personnage consulaire, ayant été porté sur le bûcher après avoir été jugé bien mort par les médecins et les gens de sa maison, fut ranimé par les flammes: en vain s'écria-t-il qu'il était encore vivant et implora-t-il le secours de son pédagogue qui était resté près de lui, il fut enveloppé et étouffé par les flammes (1).

(1) *C. Plinii secund. natural. historiæ, lib. 7, cap. 52.*

L'empereur Zénon, en 491, meurt de faim dans sa tombe, où sa femme l'avait fait transporter pendant un accès d'épilepsie.

Ambroise Paré sauve de l'inhumation deux hommes que ses soins ranimèrent.

En 1740, Winslow, docteur-régent de la Faculté de médecine de Paris et membre de l'Académie des sciences, déclare qu'il a été lui-même enseveli deux fois dans sa jeunesse. Aussi, se met-il à étudier avec passion les phénomènes de la mort et place-t-il en tête de son Mémoire cette vérité saisissante : Rien de si incertain que la mort...

Un des exemples les plus célèbres est celui que nous trouvons ainsi relaté (1) :

« François de Civille, gentilhomme normand, était capitaine d'une compagnie de cent hommes dans la ville de Rouen, lorsque cette place fut assiégée par Charles IV. Il fut blessé à mort à la fin d'un assaut : étant sauté d'un rempart dans le fossé, quelques pionniers le dépouillèrent de ses vêtements, le mirent dans une fosse avec un autre corps et le couvrirent d'un peu de terre. Il resta dans cet état depuis onze heures du matin jusqu'à six heures et demie du soir, heure à laquelle il fut déterré par son valet.

Civille, pendant cinq jours et cinq nuits ne parla ni ne remua point, il ne donnait aucun signe de sentiment; mais son corps était aussi brûlant qu'il avait été froid dans la fosse. La ville fut prise d'assaut; les valets d'un officier de l'armée victorieuse qui devaient loger dans la maison où était Civille, le jetèrent d'abord dans une chambre de derrière et enfin le précipitèrent par la fenêtre.

Il tomba heureusement sur un tas de fumier et resta trois fois vingt-quatre heures en chemise. Au

(1) MONTFALCON (J.-B.). *Art. Inhumations. Dict. des sciences médicales*, 1818.

bout de ce temps, il fut recueilli par un de ses parents et revint parfaitement à la vie.

Civille avait été retiré vivant du sein de sa mère qui avait succombé pendant le travail, et en mémoire de ces étranges aventures, il se qualifiait, dans ses actes, de trois fois mort, trois fois enterré et trois fois ressuscité par la grâce de Dieu. »

Il est malheureusement probable, dit le docteur P. Rondeau, que, pendant les guerres, après les grandes batailles, on fait des inhumations précipitées. Ces faits, grâce au dévouement des médecins militaires, sont devenus certainement très rares; qu'il nous soit permis cependant d'en résumer un du commencement du siècle, publié dans la Biographie des trois maréchaux d'Ornano :

« Le 16 novembre 1812, pendant le désastre de la retraite de Russie, le général d'Ornano, chargeant à la tête de ses cavaliers, est renversé par un boulet. On le croit mort et le prince Eugène donne l'ordre au commandant Tascher de le faire ensevelir sous la neige. L'ordre vient d'être exécuté lorsque survient le capitaine de la Berge qui, voulant rapporter en France le corps de son chef, le retire de dessous la neige et le met en travers de son cheval. Un nouveau boulet vient enlever le cheval et on place d'Ornano sur une petite charrette.

Après de nombreuses péripéties on arrive au quartier impérial, où Napoléon, prévenu par le prince Eugène, regrettait la mort d'un de ses plus brillants officiers. Tout d'un coup, on annonce que d'Ornano respire et qu'il vient d'arriver. Le prince Eugène et Tascher déclarent que, l'ayant enseveli sous la neige, la chose n'était pas possible. Cependant, il faut se rendre à l'évidence; Larrey se rend près de d'Ornano, constate un reste d'existence et Napoléon, faisant placer le mourant dans son landeau, on le ramène en France. Le général d'Ornano se rétablit après les épreuves miraculeuses et il tint un des cordons du drap funèbre aux obsèques du comte de Tascher, de celui qui lui avait rendu les derniers honneurs en Russie. »

Louis, secrétaire de l'Académie royale de Chirurgie de Paris, rapporte dans sa seconde Lettre sur la certitude des signes de la mort :

« Au mois de février 1746, une jeune fille de la campagne, âgée d'environ vingt-cinq ans, partit à pied de l'Hôtel-Dieu de Paris où elle était accouchée la surveille et vint à la Salpètrière. Elle avait craint d'être attaquée d'une maladie qui régnait alors à l'Hôtel-Dieu sur les femmes en couches et qui en fit périr plusieurs. La fatigue du chemin mit cette personne dans un état d'épuisement qui la fit tomber en syncope dès qu'elle fut arrivée et mise au lit. On la réchauffa extérieurement avec des serviettes chaudes et on parvint, par quelques cordiaux, à la faire revenir de sa faiblesse. Au bout d'une heure, elle retomba dans le même état et on la crut morte. La sœur du dortoir m'envoya dire qu'il y avait dans son emploi un sujet dont je pouvais disposer pour mes leçons d'anatomie et de chirurgie. Mes élèves ne manquèrent point d'enlever le sujet, qui, enveloppé d'un drap simple, avait déjà passé deux heures dans une cour, exposé sur un brancard aux injures de la saison. Ils transportèrent ce corps dans l'amphithéâtre sans l'examiner; le lendemain matin, avant la visite des malades, un jeune chirurgien me dit qu'il avait entendu des sons plaintifs dans l'amphithéâtre, comme si quelqu'un y eut poussé des sanglots et des profonds soupirs, et que la frayeur l'avait empêché de se lever et de venir m'en avertir. J'allai promptement examiner le sujet; je vis avec douleur que cette pauvre fille, qui était alors véritablement morte, avait fait des efforts pour se débarrasser du drap qui l'enveloppait. Elle avait une jambe par terre hors du brancard et un bras appuyé sur la barre du tréteau d'une table à disséquer, à côté de laquelle le brancard était posé. Je me rappelle ici les sentiments d'horreur et de compassion dont je fus agité dans cet instant......... »

Le fait mémorable de Rigaudeaux, médecin des hôpitaux militaires et chirurgien juré, accoucheur de Douai, mérite d'être continuellement dans le souvenir de ceux qui sont chargés de vérifier les décès. Il est très longuement mentionné dans le *Journal des Savants* de janvier 1749 :

Rigaudeaux est appelé le 8 septembre 1745, pour accoucher une femme Dumont d'un village près de Douai. A son arrivée, on lui dit que la femme était morte depuis deux heures et qu'on n'avait pas trouvé de chirurgien pour lui faire l'opération césarienne. Il demande à voir la morte qui était déjà ensevelie, tâte le pouls au bras, sur le cœur, au-dessus des clavicules et il ne perçoit aucun mouvement ; un miroir n'est pas terni devant la bouche ; les lèvres étaient couvertes d'écume et le ventre prodigieusement gonflé. Ayant touché la femme, il trouva le col de l'utérus très dilaté ; il déchire la poche des eaux, fait une version et retire l'enfant par les pieds. Malgré l'état de mort apparente de l'enfant, il lui fait donner des soins et après un travail de trois heures, l'enfant revient à la vie. Rigaudeaux veut revoir la mère qui avait été de nouveau ensevelie. Il la croit morte ; cependant, surpris de trouver les membres flexibles, il recommande de ne pas l'enterrer avant qu'ils ne soient roides et il part. Le soir, on vient lui apprendre que la femme était ressuscitée après neuf heures et demie de mort apparente.

Le simple doute que Rigaudeaux avait de la mort de cette femme a donc suffi pour sauver deux existences.

Quelques cas bien curieux de centenaires cités par Anschel (1) :

(1) ANSCHEL (S.). *Thanatologia sive in mortis naturam, causas et signa sistens.* Gottingue, 1794.

Un vieillard de cent un ans qui était en léthargie, mais que l'on croyait mort, revint à la vie pendant ses obsèques et un autre de cent ans fut tiré du cercueil et vécut encore quatre années. Tel est également le cas du curé Gelas, à Langrate, près d'Agen, centenaire qui se réveilla dans son cercueil à l'église et demanda à manger.

Combien de malheureux blessés furent enterrés vivants ! Il paraîtrait en effet ridicule à beaucoup de médecins de ne vouloir inhumer un individu qui aurait péri par l'effet d'une blessure nécessairement mortelle qu'après avoir attendu de lui tous les signes ordinaires de la mort. Cependant, il est des cas où l'on s'est bien trompé et Mahon en cite plusieurs dans son Traité. Nous rappellerons seulement à l'appui l'exemple que l'illustre Boerhaave se plaisait à citer à ses élèves :

« Un paysan eut l'artère axillaire coupée d'un coup de couteau ; le sang coula avec tant d'abondance que le blessé tomba bientôt dans une syncope que tous les assistants crurent mortelle. Le lendemain, ceux qui devaient, en vertu de l'ordonnance du magistrat, constater juridiquement la mort du blessé et la mortalité de la plaie, différèrent l'inhumation de quelques heures quoi qu'il n'existât plus aucun signe de vie. Pendant cet intervalle, le blessé se ranima insensiblement et contre l'attente universelle, après avoir été longtemps dans un état de grande faiblesse, il recouvra la santé. »

Remarquons en passant que la résurrection de toutes les personnes qui font le sujet des observations recueillies n'est due qu'à des circonstances particulières, à d'heureux hasards. Les trois faits suivants en sont une des plus frappantes démonstrations :

« Il y a quelques années, dit Maximilien Misson,

conseiller au Parlement de Paris (1), que la femme d'un orfèvre de Poitiers, nommée Mervache, ayant été enterrée avec quelques bagues d'or, selon qu'elle l'avait désiré en mourant, un pauvre homme du voisinage ayant appris la chose, déterra le corps la nuit suivante pour dérober ces bagues. Ces bagues ne pouvant être ôtées qu'avec effort, le voleur réveilla la femme en voulant les arracher. Elle parla et se plaignit qu'on lui faisait mal, l'homme effrayé s'enfuit, et la femme, revenue de son apoplexie sortit de son cercueil heureusement ouvert et s'en revint chez elle. En peu de temps, elle fut tout à fait guérie ; elle a vécu plusieurs années depuis ce temps-là et a encore eu plusieurs enfants dont il y en a qui vivent encore aujourd'hui et qui exercent à Poitiers la profession de leur père.... »

« La mère du Révérend Père Lacour, jacobin, raconte Pineau, ayant été réputée morte à Saint-Jean-d'Angély, fut enterrée avec ses bagues comme elle l'avait ordonné. La femme de chambre en informa le sacristain et ils convinrent de se rendre tous deux à l'église la nuit suivante pour les dérober ; ce qui fut exécuté. Comme les doigts de cette dame étaient extrêmement gonflés, les efforts qu'ils furent obligés de faire pour tirer les bagues furent si violents et lui causèrent une douleur si vive, qu'elle revint de son apoplexie. Elle se plaignit et elle poussa des soupirs ; ces deux personnes effrayées prirent la fuite et la ressuscitée se rendit comme elle put à la maison ; on la mit au lit et moyennant les secours qu'on lui donna, elle se rétablit parfaitement. Ce fut quelque temps après cet événement qu'elle mit au monde le Révérend Père Lacour. »

« La femme d'un procureur au Parlement de Paris, demeurant dans la rue de Bièvre, ayant été crue morte, fut enterrée dans le cimetière Saint-Etienne-du-Mont, sa paroisse. Les fossoyeurs qui savaient

(1) Misson (Max.). *Voyages en Italie*. La Haye, 1702.

qu'on lui avait laissé ses bagues la déterrèrent la nuit suivante pour les dérober. N'ayant pu venir à bout de les ôter, ils prirent le parti de lui couper les doigts. La douleur vive que cette opération lui causa la fit revenir, elle jeta des cris et se plaignit qu'on lui faisait mal ; les fossoyeurs s'enfuirent. Elle a eu depuis des enfants et elle a vécu quinze ans après cet accident. »

Si de nos jours de pareilles résurrections sont rares, c'est que les cimetières sont mieux gardés pendant la nuit.

Voici maintenant d'affreuses constatations :

« Madame Claveau, demeurant à Longesve, en bas Poitou, dans le diocèse de La Rochelle, à une demi-lieue de Fontenay-le-Comte (*Pineau, loc. cit.*), ayant été déclarée morte, fut inhumée dans le cimetière de cette paroisse. Peu ce temps après, on l'entendit se plaindre ; on l'exhuma ; on ouvrit le cercueil et on lui trouva une main rongée, elle expira au moment qu'elle fut exposée à l'air.... »

« Le nommé Mendeville, trompette, (*Bruhier d'Ablaincourt, loc. cit.*) cru mort d'une fièvre maligne pourprée, fut enterré en 1716 dans le cimetière de l'église d'Oxmanton, à Dublin. Des enfants qui jouaient dans le voisinage de la fosse, épouvantés du bruit qu'ils entendaient sous la terre, furent avertir le fossoyeur, qui ayant prêté l'oreille, se convainquit de la vérité de leur rapport. On fut chercher du monde, on retira le cercueil, on l'ouvrit et on trouva le malade couché sur le ventre, ayant les épaules déchirées par la pointe de plusieurs clous et nageant dans son sang. Il respirait encore et avait dans le visage des mouvements convulsifs très sensibles. Il mourut un quart d'heure après plutôt d'hémorragie que de suffocation.... »

« On enterra il y a quelque temps (*Bruhier d'Ablaincourt*) une femme dans l'église paroissiale de

Cadillac, à cinq lieues de Bordeaux. Le soir, le bedeau allant sonner, entendit pousser des soupirs, il prêta une oreille attentive et entendit encore les mêmes plaintes ; il s'approcha de l'endroit d'où elles partaient et se trouva proche de celui où l'inhumation avait été faite. Il fut sur-le-champ donner avis au curé de ce qu'il venait de découvrir. Le curé traita le bedeau de visionnaire ; celui-ci piqué du reproche, rentre dans l'église, se confirme de plus en plus dans sa pensée et revient chez le curé lequel ne peut se refuser de se transporter sur le lieu. Il trouva que le rapport du bedeau n'était que trop vrai ; en conséquence, on envoya chercher le juge du lieu ; la fosse fut ouverte et la femme trouvée réellement vivante, ayant la moitié du bras droit et toute la main mangée ; elle mourut au moment qu'elle fut exposée au grand air.... »

« En l'année 1741, un riche particulier qui était venu à Paris pour ses affaires et qui était logé dans la rue de la Parcheminerie, tomba tout à coup dans un assoupissement léthargique si violent, qu'il ne donnait aucun signe de vie ; on le crut mort et on l'enterra. Son domestique était alors absent, il l'avait envoyé hors de Paris pour toucher de l'argent et il n'arriva que deux jours après son enterrement. Il ne peut se persuader que son maître fut mort. Il communiqua ses inquiétudes à M. Pinel, curé de la paroisse Saint-Séverin, dans le cimetière de laquelle il avait été enterré et il lui demanda la permission de le faire exhumer. M. Pinel lui dit qu'il ne pouvait pas la lui accorder et qu'il fallait qu'il s'adressât à M. le lieutenant-général de police. Ce bon serviteur passe presque un jour entier à aller et venir et malgré les mouvements qu'il se donne, il ne peut avoir cette permission que le soir. Sitôt qu'il l'eût obtenue, il fit exhumer son maître ; cet homme infortuné, quoique enterré depuis près de trois jours, n'était pas encore mort, mais il expira peu de temps après qu'il fut exposé à l'air et il rendit avant que de mourir, une grande quantité de sang par la bouche, ainsi qu'en fait foi le procès-verbal dressé par M. Renard, commissaire du quartier et M. Paillard, son élève, qui furent présents quand on ouvrit la fosse. »

« Plouvigneau, 1er octobre 1867, minuit.

« J'ai exhumé, écrit le docteur Roger (1), à huit heures du soir, Philomène Jonètre, âgée de vingt-quatre ans, inhumée à cinq heures du soir, dans une fosse de 1 m. 75. Plusieurs personnes l'ont entendue frapper contre les planches de sa bière... Pas d'odeur, aucune trace de déjection, marque d'une respiration abondante ; bourdonnement manifeste à la région du cœur, pas de rigidité cadavérique, existence de contractions musculaires au bras, à la mâchoire inférieure, chaleur et couleur normale de la peau.... Elle n'est pas morte, c'est une bougie qui s'éteint, mais dont la mèche brille encore.... Je maintiens l'exhumation jusqu'au jour suivant. »

On voit donc par ces épouvantables exemples que, contrairement à l'opinion du vulgaire qui s'imagine qu'une personne enterrée est bientôt suffoquée et qu'il n'est pas possible de vivre longtemps dans une pareille situation, qu'il n'est malheureusement que trop certain que l'on peut rester *au moins* vingt-quatre heures et *souvent* plusieurs jours dans cet horrible état sans mourir.

Dirons-nous encore comment Gauthier, conseiller et médecin du roi Louis XVI raconte la façon dont fut enterré vivant L'Allemant, médecin de la princesse de Craon, reproduirons-nous, d'après la *Gazette d'Utrecht*, le récit de la même aventure survenue au procureur Trépaigne dans le cimetière de Saint-Hippolyte ? Il nous faut arrêter cette liste atroce.

(1) Tourdes. *Dictionnaire encyclop. des sciences médicales, art.* Mort.

Ici, c'est la courageuse insistance d'un ami, c'est la patience d'un médecin dévoué qui ne se rebute pas devant les railleries, là c'est la suprême résistance d'une mère qui arrachent au tombeau ceux qu'on voulait y précipiter. D'autres fois, c'est la chute de la bière, les chants religieux du service funèbre, la pluie ou la terre tombant sur le cercueil qui réveillent le prétendu mort.

Nous ne pouvons cependant passer sous silence les gens ouverts pendant leur vie par le scalpel ou le couteau.

Depuis Vésale qui, au temps où il commençait en Espagne ses études anatomiques, eut la terreur d'ouvrir un sujet encore vivant et auquel coûta cher cette cruelle méprise, le nombre des gens autopsiés ou embaumés de leur vivant est formidable.

Devant la fréquence si grande de ces faits, le célèbre chirurgien Foubert, s'était décidé à ne jamais disséquer un cadavre sans lui avoir fait préalablement une incision entre deux côtes du côté gauche de façon à lui porter un doigt sur le cœur pour s'assurer si cet organe avait absolument perdu tout mouvement.

L'abbé Menon, secrétaire de l'Académie royale, demandait, à propos du cas d'une malheureuse fille disséquée à l'hôpital d'Angers, moins de précipitation dans les autopsies; c'était le vœu déjà formulé dans une plainte de Denisart, procureur au Châtelet. Bruhier a publié des observations à ce sujet qu'on ne peut lire sans trembler et il est déplorable qu'encore à notre époque, ces exemples soient trop souvent oubliés.....

Le cas du cardinal d'Espinosa, premier ministre d'Espagne, rapporté par Amelot de la Houssaye dans ses Mémoires, surpasse en horreur tout ce qu'on peut imaginer.

« Il n'était pas mort quand on le mit entre les mains des chirurgiens pour être embaumé. Il revint à lui pendant qu'on l'ouvrait ; il repoussa la main du chirurgien ou pour mieux dire de l'assassin qui le disséquait ; mais on ne laissa pas pour cela d'achever l'opération.... »

Il est à noter que tous ceux qui sont revenus à la vie après les circonstances tragiques que nous avons mentionnées, tous, sans exception, ont déclaré qu'ils entendaient très distinctement ce qu'on disait autour d'eux et qu'ils avaient fait vainement tous les efforts possibles pour faire connaître qu'ils n'étaient point morts.....

Cette acuité de la pensée, cette intégrité du cerveau au milieu de la suspension et de la paralysie de toutes les autres pièces du système organique est une des constatations les plus effrayantes de cette étude.

## IV

Qui donc prononcera que la mort est douteuse? Qui pourra préserver du tombeau celui qui n'y doit pas encore descendre? Quelle garantie avons-nous que d'avides héritiers, une épouse ou un mari perfide, de lâches assassins, ne précipiteront pas l'inhumation ou ne dissimuleront pas l'heure véritable du décès ? Sera-ce la visite de l'officier de l'état civil, du vérificateur des décès ?

Précisément non.

La loi n'a prononcé aucune peine contre le fonctionnaire public qui manque à ce devoir ! Et certes, on pouvait s'attendre à la plus grande négligence dans l'exécution d'un devoir très répugnant, à peine rémunéré, et dont l'omission n'est suivie d'aucune pénalité.

« L'incurie de la loi est telle qu'elle ne prescrit que deux mesures : un délai de vingt-quatre heures avant l'inhumation et la vérification du décès par l'officier de l'état civil. Le délai est souvent éludé ; l'officier de l'état civil ne vérifie rien et quand il se conformerait à la loi, son incompétence rendrait son zèle stérile » (1).

La loi n'exige pas, en effet, que les décès soient vérifiés par un homme de l'art, elle charge formellement l'officier de l'état civil de cette vérification. Mais le bon sens voulant que l'officier se fasse aider dans cette opération par un médecin, il en est résulté que dans tous les endroits où il existe des médecins, non seulement ils sont chargés de vérifier les décès, mais encore qu'ils y procèdent sans la présence de l'officier de l'état civil qui se borne à recevoir leur rapport. C'est en réalité une infraction aux termes, plutôt qu'à l'esprit de la loi et qui n'aurait pas d'inconvénients si tous les vérificateurs étaient instruits et consciencieux, ce qui, malheureusement, est l'exception grande. En général, ces importantes fonctions sont données, dans beau-

(1) Michel Lévy. *Traité d'hygiène publique et privée.* Paris, 1857.

coup de villes, à des non-valeurs, à des ignorants auxquels la routine de leur charge finit par donner autant d'indifférence que d'inconscience dans la parfaite quiétude de leur irresponsabilité.

Voici, entre mille, un fait qui fera comprendre jusqu'à quel point d'inattention et d'insouciance la fonction peut être exercée :

« Le 1er janvier, dit M. Tacheron dans son remarquable mémoire (1), un assassinat est commis sur la personne de la veuve Danzelle. Les parents de la défunte se présentent chez le médecin vérificateur des décès. Ignorant que cette mort fut le résultat d'un crime, le médecin vient examiner le cadavre (il tourne et retourne, dit-il, la tête dans tous les sens) et ne voit aucune contusion ; le sang dont le visage est couvert, une traînée de ce même liquide qui, du milieu de la chambre où était étendu le cadavre se dirige sous le lit, lui paraissent le résultat d'une chute et il certifie que la mort paraît avoir été occasionnée par une commotion du cerveau avec hémorragie. Ce rapport, par suite de circonstances dues au hasard, ayant paru trop incomplet à la mairie, le permis d'inhumation ne fut pas accordé avant un nouvel examen du cadavre par deux docteurs en médecine assistés d'un commissaire de police. Le résultat de cette nouvelle vérification fut que la veuve Danzelle avait succombé sous les coups d'un assassin ; elle portait au cou *cinq plaies sanguinolentes faites avec un instrument tranchant, la carotide avait été ouverte !* »

Le vérificateur rencontre parfois des difficultés dans sa tâche, il n'obtient souvent que des renseignements vagues sur la maladie qui a précédé la mort, et il ne les recueille que des personnes entourant le décédé. — A Vienne, le médecin qui

(1) Tacheron (C.-F.). *De la vérification légale des décès dans la Ville de Paris et de la nécessité d'apporter dans ce service médical plus de surveillance et d'extension.*

a traité le malade est tenu de remettre à l'état civil un bulletin détaillé de la maladie contenant les observations qu'il croit être utiles à l'autorité.

L'article 77 du Code civil prescrit que nulle inhumation ne pourra être faite avant la vingt-quatrième heure après le décès. Or, les termes en sont conçus de façon à ce qu'on puisse aisément en éluder l'esprit. Qu'arrive-t-il, en effet, tous les jours, surtout si le décédé n'appartient à une famille qui s'intéresse vivement à sa personne ? On cherche à se débarrasser le plus promptement possible du corps, on fait au vérificateur une déclaration fausse et il est constant que dans les grandes villes où la surveillance est plus difficile, un très grand nombre d'inhumations se pratiquent dix-huit heures au lieu de vingt-quatre après le décès.

Du reste, il faut bien le reconnaître, la présence d'un corps mort attriste et incommode. Quand une personne est décédée, qu'elle soit chère ou indifférente, on voudrait pouvoir s'en débarrasser sur-le-champ et on attend avec impatience le temps fixé pour les funérailles ; on cherche à faire accroire dans bien des cas qu'elle est morte beaucoup plus tôt qu'elle ne l'est réellement et on n'y réussit malheureusement que trop souvent. Nous connaissons des cas d'inhumation après huit heures, après six heures de décès.

Ce sont-là de véritables actes homicides qui pourtant se perpètrent journellement dans les hôtels des villes d'eaux, des stations balnéaires où les rapaces patrons de ces caravansérails ayant de faciles accomodements avec les vérificateurs de décès, mettent une précipitation scandaleuse à faire clouer dans un cercueil le malheureux jugé défunt, pour le transporter furtivement, pendant la nuit, hors de la maison. Tout le monde peut avoir l'occasion de vérifier, dans n'importe quelle ville de saison, l'exactitude de ces faits et la conduite habituelle de ces cyniques assassins.

Il y a donc deux réformes urgentes qui s'imposent.

Il faudrait d'abord, suivant le vœu du professeur Désormeaux « qu'on rendît les vérificateurs responsables des conséquences que peuvent entraîner les inhumations précipitées et passibles de peines sévères toutes les fois qu'après un permis d'inhumer, il arriverait que l'individu décédé en apparence recouvrât l'existence ».

Il faudrait ensuite modifier l'article 77 du Code civil et prolonger la durée de vingt-quatre heures ainsi que le demandait en 1866, au Sénat, la pétition Carnot.

« Une durée de vingt-quatre heures est insuffisante dans maints cas : tels que ceux de mort subite, les décès à la suite d'affections nerveuses, hystériques, catalepsie, tétanos, syncope, etc. », a déclaré depuis longtemps Michel Lévy, le regretté directeur de l'École de Médecine du Val-de-Grâce.

Notre législation est sur ce point, bien inférieure à celle des anciens.

D'après le témoignage d'Hérodote, il était défendu aux Égyptiens d'enterrer leurs morts avant le quatrième jour du décès. Les anciens Perses n'inhumaient aucun cadavre sans que son odeur putride n'ait attiré les oiseaux de proie. Lycurgue avait fixé à onze jours la durée des lamentations funéraires et le corps du décédé ne pouvait être inhumé avant cette époque.

Depuis les temps modernes, que de victimes! Pendant longtemps, on enterra presque aussitôt après la mort apparente. Il fallut, pour mettre un terme à cet abus, que dans le sixième concile de Milan, saint Charles Borromée défendit de procéder aux inhumations « avant douze heures, après le décès et même avant vingt-quatre heures dans les cas de mort subite ». Mais ce n'est guère qu'au seizième siècle qu'on trouve l'examen du cadavre sérieusement introduit dans un but médico-légal et prescrit par l'article 149 de la constitution criminelle de l'empereur Charles-Quint, en 1532. Cette sage ordonnance fonda la médecine légale en Allemagne où elle fit de rapides progrès. En France, l'examen médico-légal ne fut définitivement établi qu'en 1789.

Il y a quelques années, les mesures administratives n'étaient pas les mêmes pour toutes les villes de France; certaines coutumes spéciales subsistent encore aujourd'hui.

A Strasbourg, quatre médecins cantonaux, nommés par le maire, vérifient les décès, fixent le jour et l'heure de l'inhumation. A Tours, l'inhumation ne peut avoir lieu que vingt-quatre heures après que la vérification du décès a été signifiée à la mairie.

L'Ordonnance de Saxe (10 février 1792), celle de Prusse pour le pays d'Anspach (29 août 1793), ne permettent d'inhumer que soixante-douze heures après la vérification; les ordonnances de Vienne et de Salzbourg que quarante-huit heures après le décès.

Nous l'avons déjà fait observer avec Michel Lévy, le sursis d'inhumation devait être de rigueur toutes les fois que le décès supposé a été précédé de ces fréquents états maladifs qui peuvent avoir pour suite une mort apparente. Les maladies dont les symptômes se manifestent par des accidents nerveux essentiels ou consécutifs, principalement chez les femmes, peuvent produire un état de mort apparente. La même disposition nerveuse est propre à l'enfance. Et, par une aberration générale vraiment insensée, on croit qu'il est permis d'inhumer les enfants plus tôt que les grandes personnes. Qui saura jamais le compte des pauvres petits enfermés vivants sous la terre ?...

L'absence des signes de la vie par l'effet de la submersion, de la strangulation, des gaz irrespirables, d'émanations narcotiques, d'une commotion électrique, du froid, de l'empoisonnement par des substances agissant électivement sur le système nerveux, exigerait au moins un surcroît de prudence et de tentatives pour ranimer la vie avant de procéder à l'inhumation.

Ainsi que le disait notre cher et illustre maître, le professeur Béclard : « Toute mort subite doit laisser du doute sur la réalité de la perte de l'existence. »

Malheureusement, si l'on élude facilement l'article 77 du Code civil, on élude avec non moins de désinvolture et d'impunité les prescriptions légales relatives à la constatation du genre de mort et de la cause qui l'a produite, c'est-à-dire les articles 80 et 84 du Code civil et les articles 81, 356 et 359 du Code pénal.

En temps d'épidémies le péril devient effroyable.

Les délais légaux d'inhumation n'existent plus pour une population affolée; ils peuvent être en outre considérablement abrégés par des arrêtés municipaux.

Le Parlement de Paris, par son arrêt du 7 septembre 1529, ordonnait que les individus morts de la peste fussent « promptement ensevelis. » On conçoit combien une injonction aussi vague a dû prêter à l'arbitraire et à quelles horribles conséquences elle a pu entraîner. Bien des fois, à des temps très rapprochés de nous, on a eu à déplorer des mesures aussi barbares.

« Qui ignore, dit Lancisi, qu'en temps de peste tout se fait en désordre et que l'on ne donne pas toute l'attention qu'il faudrait pour distinguer ceux qui sont réellement morts de ceux qui ne le sont qu'en apparence? Ne nous est-il pas permis de penser, pouvons-nous même en douter, qu'il en arrive autant dans les temps où il règne quelque maladie épidémique, quand nous voyons dans les hôpitaux et dans les faubourgs les enterrements si fréquents qu'ils crient vengeance dans les cimetières de la mort violente qu'on leur inflige..... » (1).

Lorsque des épidémies contagieuses et meurtrières se manifestent et qu'elles peuvent sembler légitimer une modification dans les mesures ordinaires, il faudrait bien cependant concilier la sûreté des vivants avec le respect dû à la vie de l'homme dans ses derniers moments; il faudrait un règlement général pour prévenir le cruel arbitraire dicté par la terreur. D'ailleurs, à notre époque d'antipudrides et d'antiseptiques d'une

(1) LANCISI. *Opér. méd.* Genève 1718.

efficacité incontestable, et avec les règles de l'hygiène et de la prophylaxie modernes, on n'a plus le droit d'avoir peur d'une épidémie ou d'une contagion.

## V

Dans la Croisade que nous prêchons, nous avons également besoin d'être beaucoup aidé dans la lutte à poursuivre ardemment contre les préjugés et les pratiques superstitieuses et nuisibles si couramment usitées auprès des mourants, aussi bien dans les villes que dans les campagnes.

Une de ces pratiques, d'un usage général dans certaines provinces, consiste à retirer l'oreiller du mourant qui expire ou qu'on croit sur le point d'expirer. Cette manœuvre ne peut qu'augmenter la congestion qui déjà n'existe que trop vers la tête.

Des usages non moins blâmables sont ceux d'étendre les membres de la personne expirante, de lui serrer les narines, de lui fermer la bouche et les yeux, de la retirer de son lit, de la laisser refroidir sur une planche, sur de la paille ou sur le sol quel que soit le degré de la température. Quand on pense à l'importance que les anciens attachaient à ces pratiques, quand par exemple, on se rappelle qu'Auguste expirant a soin de se faire orner les cheveux et rapprocher les mâchoires par un bandeau; qu'en général les Romains, après avoir fermé les yeux au mourant, appelaient le mort à grands cris; que (lorsqu'après une période de sept jours écoulés), il ne répondait pas, ils le déclaraient trépassé et le déposaient à terre ; quand on songe à ces usages et à la ressemblance qu'ils offrent avec ceux qui, en pareil cas, se pratiquent dans le plus grand nombre de nos provinces, on acquiert la conviction qu'ils se sont conservés par tradition, qu'ils ne peuvent avoir rien de commun avec les opinions religieuses et que le gouvernement doit être tenu d'imiter le Parlement de Metz qui en 1777, les interdit sous peine d'amende et qu'enfin il serait bon de remettre en vigueur par toute la France, l'arrêté du 27 vendémiaire an IX.

La croyance populaire que les mânes du défunt sont privés de repos jusqu'à ce que l'inhumation ait lieu, a évidemment son origine dans les usages des habitants des bords du Gange, qui jettent dans le fleuve le corps des agonisants parce que le dernier soupir rendu dans ces eaux sacrées devient un titre aux jouissances d'une meilleure vie.

Que de gens ne sauraient admettre qu'il soit permis de garder un corps plus de vingt-quatre heures et qui exigent absolument qu'on n'en diffère pas plus longtemps la sépulture par la raison que ce délai maximum est amplement suffisant pour qu'un individu soit bien légalement déclaré mort !

A peine a-t-on jugé que le malade est défunt, qu'on l'entoure d'un suaire dont les plis l'enserrent et le cachent à jamais, qu'on précipite la mise en bière et que le cercueil est cloué quand le mort est encore chaud.....

On sait combien est communément enracinée l'appréhension des poursuites de la justice lors de la découverte d'un pendu, d'un noyé. On n'ose pas y toucher de peur « qu'on ne vous fasse des affaires ». C'est cette crainte mal fondée qui a été cause qu'on a laissé périr plusieurs malheureux recouverts de six pieds de terre et implorant un secours par leurs cris et leurs gémissements lamentables.

Nous n'en voulons citer qu'un seul exemple typique ainsi relaté par le Dr Pineau, de Niort :

« Antoine Braud, fils de Jean Braud, voiturier, et de Louise Morin, demeurant à Saint-Lors, en Poitou, dans le diocèse de La Rochelle, étant tombé dans l'asphyxie, fut enterré le douze février mil sept cent soixante-quatorze dans le cimetière de cette paroisse. Pierre Pointre, laboureur, demeurant au village de la Bruyère, sur la paroisse de Saint-Lors, passant à une heure après-midi par le cimetière et près de la fosse de cet enfant pour aller à l'église, l'entendit crier. Il en donna avis à sa sœur, épouse de M. Berton, qui venait après lui. Cette femme s'approcha de la fosse ; elle resta là pendant plus d'un quart d'heure et elle entendit très distinctement et à différentes fois, les cris de ce malheureux enfant; cela lui cause un si grand saisissement et lui fit tant de peine, qu'elle pensa se trouver mal. Ne pouvant pas y tenir plus longtemps, elle se retira et entra dans l'église. Les Godelin, père et fils, demeurant au village de La Bruyère, arrivèrent un moment après : on les informa de ce qui se passait et ils ne furent pas longtemps à se convaincre de la vérité de ce qu'on venait de leur dire. Godelin, le fils, pour mieux s'assurer de la réalité du fait, descendit dans la fosse qu'on avait ouverte à côté et à quatre travers de doigt de distance tout au plus de celle de cet enfant, pour la fille de Jacques Bonneau-Chaulier, demeurant à La Rampière, et il ouit très distinctement les cris de ce pauvre enfant. Plusieurs personnes les entendirent comme lui. Le curé de cette paroisse avait compagnie ce jour-là, on ne lui en parla point de peur de le déranger; on se contenta de le dire au sacristain et on en resta là. Cet enfant fut abandonné à son malheureux sort et on eut la cruauté de le laisser périr dans les horreurs du tombeau. »

## VI

Un médecin s'est rencontré, le docteur Frankenau, qui a résolu, d'une atroce façon, la question des inhumations précipitées. Il a conseillé « d'ensevelir les morts dans une toile cirée afin d'empêcher l'inhumé de se ranimer dans le cas où la mort n'aurait pas été réelle » (1).

Autant conseiller de percer le cœur des décédés avant de les porter en terre, autant imiter ces peuplades sauvages qui remplissent de poisons violents la bouche des agonisants.

Cependant que de fois ne trouve-t-on pas des dispositions testamentaires dictées par la légitime terreur d'être descendu vivant dans la tombe ou d'être inciné tout vif; les uns demandent des épreuves douloureuses : sections des artères, incisions à la plante des pieds, les autres veulent être enterrés sans cercueil dans l'espoir d'être étouffés plus vite. La veuve Rosny, citée par Tourdes (2), ordonne par testament à son médecin de lui trancher la tête quand il la croirait morte. Le même auteur cite un médecin israélite qui avait chargé un de ses confrères de lui ouvrir une carotide et une artère fémorale, ce qui fut fait.

(1) FRANKENAU. *Traité Danois d'Hygiène publique*, cité par Raige-Delorme.

(2) TOURDES. *Dict. encycl. des sc. méd.* Art. *Cadavre.*

Pineau recommande de ne confier qu'à des médecins et des chirurgiens dans lesquels on peut avoir pleine confiance le soin de se faire examiner après sa mort :

« C'est un conseil, dit-il, dont toutes les personnes sages et prudentes sentiront aisément toute l'importance. M. Bruhier, célèbre médecin, pense comme moi. Voici comment il s'exprime dans son Mémoire : « ..... l'expédient de régler par son testament le temps où l'on veut être inhumé et les épreuves par lesquelles il faudra faire passer son corps avant que de l'enfermer dans le cercueil, ou le dépôt de ses volontés à ce sujet, fait entre les mains d'amis fidèles, est ce qu'on peut imaginer de plus sage et cependant on peut être la dupe de ces précautions. On met un testament olographe entre les mains d'un tiers qui peut être absent lors de la mort du testateur; le notaire, si cet acte est authenthique, peut ignorer cette mort pendant plusieurs jours ; d'ailleurs on n'ouvre les testaments qu'après les obsèques. Un héritier qui saura les précautions que le testateur aura voulu qu'on prît, peut par des vues d'intérêt n'avoir aucun égard à ses volontés; le dépositaire des dispositions verbales peut être éloigné ou malade. »

La question des volontés testamentaires à confier à des tiers, avec la certitude qu'elles seront ponctuellement exécutées, est une des questions les plus graves et les plus intéressantes à étudier, et nous faisons sur ce point un pressant appel à nos lecteurs pour nous aider à sa solution. Déjà plusieurs combinaisons nous ont été proposées; nous aurons à en faire prochainement un choix et une condensation définitive.

Les auteurs des lois sur la constatation des décès ont assurément pris autant de précautions pour constater (au point de vue administratif et bureaucratique) le décès d'un citoyen que pour en constater la naissance. Ils n'ignoraient pas les cas nombreux de personnes enterrées vivantes; ils savaient qu'on est quelquefois intéressé à précipiter l'inhumation. Mais qui pourra assurer, au milieu de tant de marques trompeuses, qu'une personne est véritablement rayée du nombre des vivants et qu'on peut, en toute conscience, la descendre chez les morts? Les fonctions officielles du vérificateur des décès lui donnent-elles ce discernement, ce dévouement? Ces fonctionnaires sont-ils assez zélés, assez patients pour remplir envers les autres les devoirs qu'ils désireraient qu'on remplit à leur égard en cas pareils? Encore une fois, non, hélas! Ils exercent un ministère purement de formes, et il faudra quelques changements dans leur situation et leur responsabilité pour qu'ils puissent s'élever, dans plus d'occasions qu'ils ne pensent, au glorieux titre de bienfaiteurs de leurs semblables.

Le marquis d'Ouches, par son testament, a fondé des prix ainsi que M. Dugaste pour encourager les recherches sur les phénomènes de la mort réelle. Ces fondations sont restées jusqu'ici stériles faute de publicité et de stimulation suffisantes.

Examinons, en effet, à quoi se réduit l'état actuel des recherches entreprises jusqu'ici et les résultats pratiques auxquels elles ont abouti.

En 1874, M. Vergne a proposé la section de l'artère temporale et demandé à l'Académie de médecine de rendre cette épreuve obligatoire pour les vérificateurs de décès, car, d'après lui, l'hémorragie même très légère, serait un signe certain de la persistance de la vie.

A-t-on jamais tenu compte de ce procédé, sinon infaillible, du moins digne d'être expérimenté?

On a conseillé la saignée, oubliant que, dans la syncope, la veine peut très bien ne pas donner de sang.

M. Levasseur a indiqué l'application de ventouses scarifiées, qui ne donneraient pas de sang, même quand elles sont longtemps appliquées sur un cadavre. On a proposé également l'épreuve suivante : inciser une veine du bras, recueillir le sang dans un verre de montre; s'il se coagule, la mort serait douteuse ou tout au moins récente; s'il ne se coagule pas, la mort serait certaine. M. Duval a fait remarquer que cette épreuve n'est pas probante; on peut extraire des vaisseaux d'un cadavre déjà en rigidité un liquide sanguin qui, mis au contact de l'air, se coagule presque comme du sang vivant.

M. Collonges a inventé un instrument, le « dynamoscope », pour servir à reconnaître le bruit particulier, « bruissement musculaire », dû à la contraction musculaire et à un reste de circulation qui, sur le vivant, est une espèce de « pétillement ». Ce procédé a été fort justement critiqué et rejeté par le docteur Guardia.

On a vu plus haut ce qu'il fallait penser du refroidissement du corps comme signe de mort, et on doit savoir, d'autre part, qu'après la mort à la suite de la variole, du tétanos, de l'insolation, il existe une élévation de la température. Cela n'a pas empêché certains médecins de créer la *thanathométrie* ou appréciation de la température des cadavres. M. Bouchut a dit que, lorsque le thermomètre, placé dans l'aisselle ou dans l'anus, s'abaisse graduellement à vingt-huit ou vingt-sept degrés, la mort est certaine, et que, dans beaucoup de cas, une température de trente ou de trente-deux degrés est une preuve suffisante. C'est en raison de ces théories funestes qu'ont été construits nombre d'instruments : le thanathomètre de Nasse, qu'on introduit dans l'estomac ; l'abiondeictis de Van Hengel, formé d'un tube flexible, aboutissant à un manomètre contenant de l'éther dont les vapeurs pressent plus ou moins sur une colonne de mercure dont la hauteur varie avec la température des parties profondes, rectum ou côlon descendant ; le nécromètre, où l'espace contenu entre 0 et 22° ne porte aucune gradation, mais seulement cette inscription : mort certaine.

Le savant docteur Laborde, membre de l'Académie de médecine et chef des travaux physiologiques à la Faculté, a construit un ingénieux appareil qui mérite plus d'attention. C'est un thermomètre à aiguille avec lequel il a fait de nombreuses expériences à la suite d'une observation de ressuscité recueillie par lui, le 15 juin 1859, à Bicêtre. Il a constaté qu'une aiguille d'acier plongée dans un muscle se rouille en dix ou vingt minutes si le tissu est vivant et que la rouille ne se forme pas si l'aiguille est plongée dans un tissu mort. Il a remarqué aussi que le moment où l'aiguille ne se rouille plus et ne manifeste ni courant galvanique, ni chaleur, coïncide avec la production de la rigidité cadavérique (1). L'appareil si simple, si inté-

(1) LABORDE. *Gaz. hebd.* 1871, nos 38-39.

ressant de M. Laborde est aujourd'hui à peu près inconnu. Pourquoi son emploi n'est-il pas utilisé?

Parmi les autres moyens imaginés et recommandés, nous citerons l'application des vésicatoires, du fer rouge, des moxas, du cautère actuel, l'eau bouillante, la flamme d'une bougie, la cire à cacheter appliquée sur le nombril et enfin l'épreuve de la phlyctène explosible préconisée par Martinot de Cordoue : « On place à un demi-centimètre de la pointe du doigt ou d'un orteil du décédé, la flamme d'une bougie; peu à peu on voit l'épiderme se jaunir, se crisper, puis se soulever tout à coup sous forme d'une phlyctène qui éclate avec un bruit sec. L'explosion est quelquefois assez forte pour éteindre la bougie. C'est une expérience dramatique d'un succès infaillible, nous l'avons répétée. La petite explosion entendue à distance annonce la mort. » (!)

Mais pour pratiquer cette « expérience dramatique », il faut d'abord être bien sûr de la réalité du décès, le réveil serait cruel avec la pulpe des cinq doigts brûlée. Et, tandis que M. Devergie prétend que, lorsqu'au lieu de sérosité, la phlyctène ne renferme que de la vapeur, c'est un indice certain de la mort, M. Plouviez affirme que le phlyctène explosible peut parfaitement se former sur le vivant. Voilà le bilan actuel.

Il arrive souvent qu'en agissant sur l'organe de l'ouïe (l'un des derniers sens qui perdent leur activité) en prononçant et en répétant le nom des choses ou des personnes les plus chères aux défunts, on obtient plus d'effets que par les excitants physiques. « On sait, dit Fodéré, que les amants ont repris leurs sens éteints, à la voix de l'objet aimé, que les guerriers ont été rappelés à la vie par le son du tambour. »

Le cas du cardinal Donnet raconté par lui-même en est une preuve saisissante.

Cet exemple que l'arrivée d'une personne aimée ou la mise en jeu d'une vive passion peut produire des effets plus considérables que toutes les épreuves chirurgicales possibles, avait été bien mis en lumière par Louis : « On a vu des personnes qui étaient insensibles à toutes les irritations faites sur l'organe du tact et qui ont donné des marques de vie en entendant prononcer le nom d'une personne qu'elles aimaient, quoique des sons plus forts n'eussent fait auparavant aucune impression sur l'organe de l'ouïe. »

Winslow rapporte qu'il a connu un théologien qui, après avoir enseigné publiquement qu'on ne devait pas donner l'absolution à ceux qui ne manifestaient point de signe extérieur d'entendement, avait été obligé de changer de sentiment parce que, s'étant trouvé dans un pareil état, il avait ouï distinctement tout ce qui se disait autour de lui.

« La femme d'un colonel anglais, Lady Russel, était si tendrement aimée de son mari, qu'étant tombée dans un état fort approchant de la mort, il ne put jamais se persuader qu'elle était morte. Il la laissa donc dans son lit beaucoup au delà du temps prescrit par l'usage du pays (qui est de quarante-huit heures), et quand on lui représenta qu'il était temps de l'enterrer, il répondit qu'il brûlerait la cervelle à celui qui serait assez hardi pour vouloir s'emparer du corps de sa femme. L'excès de douleur dans lequel il était plongé étant venu à la connaissance de la reine, elle lui envoya faire compliment de condoléance et chargea celui qui devait faire cette commission de lui représenter qu'il ne convenait pas à un homme raisonnable de s'obstiner dans sa douleur et dans le refus d'accorder à sa femme les derniers honneurs. Le colonel répondit qu'il était très sensible aux attentions de la reine, mais qu'il la priait de trouver bon qu'il ne changeât point de conduite à l'égard du corps de sa femme : que rien ne pressait de l'enterrer, puisqu'elle ne donnait aucun signe de putréfaction, et que dès que son apparition ne laisserait plus de doute sur sa mort, il ne ferait aucune difficulté de se conformer aux usages. Huit jours se passèrent sans que la dame donnât aucun signe de vie. Quelle fut la surprise du mari qui lui tenait une main qu'il baignait de ses larmes, lorsqu'au son des cloches d'une église qui était très voisine, la dame se réveilla comme en sursaut et se levant sur son séant, dit : « Voilà le dernier coup de la prière, allons, il est temps de partir. » Elle guérit parfaitement et vécut encore longtemps. » (1)

Qu'on nous permette d'ajouter un dernier exemple puisé dans nos souvenirs d'enfance.

Une de nos aïeules nous racontait qu'étant obsédée par le pressentiment d'être enterrée vivante, elle avait fait promettre à sa fille, pour le jour des préparatifs funèbres, de se tenir près d'elle, de lui parler longtemps aussi tendrement que si elle était encore vivante, tout en laissant son petit doigt glissé entre ceux de sa mère. « Si je ne suis pas morte, avait dit l'aïeule, j'essayerai de te le prouver en serrant ton doigt de toutes les misérables forces dont je serai capable..... » La promesse fut fidèlement tenue ; la fille chérie ayant perçu un très léger serrement du doigt put s'écrier que sa mère

(1) *Journal des Savants*, 1746.

n'était point morte et bientôt chacun eût la joie de pouvoir le constater.

A combien d'entre nous reste-t-il l'espoir d'un être bien aimé qui voudra ou qui pourra ainsi protéger et défendre notre éternel repos ?

## VII

En attendant que les pouvoirs publics se décident à exécuter, sous la pression de l'initiative privée, les réformes si urgentes et si indispensables que nous avons signalées relativement à la vérification des décès, en attendant que la science, stimulée par l'opinion publique et des récompenses honorifiques et rémunératrices aient pu faire bénéficier l'humanité de la découverte d'un signe certain et absolu de la mort, on pourrait, ce nous semble, résoudre plus promptement l'importante question des *maisons mortuaires* où, dans les cimetières, les morts peuvent être observés jusqu'à l'apparition non équivoque des signes généraux et indiscutables de la putréfaction bien caractérisée.

Cette idée des maisons mortuaires a été discutée la première fois par Thierry, dans l'ouvrage cité plus haut ; elle fut reproduite en 1791, en France, par Mme Necker et en 1792, par le comte de Berchtold, dans un mémoire présenté à l'Assemblée nationale.

En Allemagne, cette proposition eut Hufeland pour interprête et l'on y vit bientôt s'élever des maisons mortuaires pareilles à celles qu'il avait fait établir à Weimar et dont il venait de publier le plan dans son ouvrage. On imagina, dans ces maisons, d'attacher à chaque doigt et à chaque orteil du mort, des cordons répondant à autant de sonnettes dont le son annoncerait le moindre mouvement exercé.

Partout alors, des résurrections s'opérèrent notamment dans le duché de Brunswik, en Hollande, à Vienne, etc. et là où les maisons mortuaires fonctionnent aujourd'hui, de pareilles résurrections ne sont pas rares; on y est habitué. Celui qui voit partir pour le cimetière un être chéri, conserve la suprême espérance de l'en voir revenir et celui qui se sent mourir n'est pas envahi à ses derniers moments par les terreurs du tombeau.

En France, toutes les fois que la question des maisons mortuaires a été agitée, il s'est trouvé des gens pour leur opposer les objections les plus piètres et les plus ridicules. Les uns ont prétendu sérieusement que les frais exigés par l'érection seraient trop considérables; les autres, qu'il serait impossible d'y entretenir le personnel nécessaire, enfin que le choix de ce personnel exigerait des conditions d'instruction, de zèle, d'attention soutenue, de sensibilité qu'on ne saurait jamais obtenir.

On conçoit bien que toutes ces misérables objections ne tiennent pas debout. A notre époque où le perfectionnement des appareils électriques s'accroît tous les jours, il suffirait à la rigueur, pour la surveillance des maisons mortuaires ou des antichambres de cimetière, d'un seul gardien contrôlé par un inspecteur compétent et responsable, et on adapterait aux morts en observation, soit l'appareil révélateur à électro-aimant, inventé pour les explorations chirurgicales, soit le micro-téléphone de Graham-Bell, soit tout autre instrument électrique d'une extrême sensibilité.

Ce sont-là des projets que nous avons la ferme volonté de faire aboutir, dans la conviction où nous sommes que nous y serons aidé.

Enfin, on a proposé de ne combler les fosses qu'après un certain temps ou de les couvrir d'une toiture mobile, de porter le cercueil à découvert ou de lui laisser une ouverture permettant d'apercevoir ce qui se passe à l'intérieur; autant de questions dont les avantages et les inconvénients sont à discuter en attendant la solution définitive, but de nos efforts.

## VIII

Le but de nos efforts, de l'œuvre à laquelle nous nous sommes dévoué, et à la propagande de laquelle nous convions instamment tous nos lecteurs, ce but, nous l'avons déjà esquissé au cours de ce mémoire.

Agissant soit par voie de pétition aux pouvoirs publics, soit par les seules forces de l'opinion publique et les seules ressources de l'initiative privée, nous voulons :

La constatation des décès entourée de garanties sérieuses qui n'existent actuellement, en France, nulle part, à aucun point de vue, sous aucune forme;

La modification de l'article 77 du Code civil et l'observation rigoureuse des articles 80 et 84 du même Code ainsi que des articles 81, 356 et 359 du Code pénal;

La responsabilité complète, entière, de l'officier de l'état civil et du vérificateur des décès ; l'attribution de ces délicates fonctions à des titulaires généralement plus dignes, plus instruits, plus consciencieux et partant, plus largement rétribués;

La création d'inspecteurs spéciaux et compétents chargés d'une seconde vérification, également responsables et pouvant faire surseoir aux obsèques. Ces inspecteurs seraient salariés soit par le gouvernement, soit par les départements ou les communes, soit par les fonds recueillis à l'aide de collectes individuelles;

La promulgation d'une loi mettant obstacle, en temps d'épidémie, aux graves abus des arrêtés locaux livrés au caprice des municipalités terrorisées ;

La fondation de prix importants provoquant et encourageant les recherches à entreprendre sur les signes certains de la mort, et la détermination d'un signe absolu, indubitable, facilement reconnaissable et compréhensible pour tout le monde;

La lutte acharnée contre les superstitions si funestes profondément ancrées dans les campagnes et dans les villes;

La réunion des éléments d'une enquête sur le fonctionnement des antichambres des cimetières et des maisons mortuaires partout où ces établissements sont intallés et la mise au jour du meilleur projet à proposer dans toutes les communes. Nous faisons particulièrement appel sur ce point aux lumières et à l'expérience des médecins, des architectes et des ingénieurs ;

L'exécution des volontés testamentaires rédigées dans la crainte d'une inhumation précipitée ; la détermination des formules et formalités légales les plus sûres relativement au strict accomplissement et au dépôt de ces dispositions testamentaires entre les mains de membres de la famille ou de tiers étrangers responsables ;

Quand nous aurons accompli cette tâche, nous pourrons prétendre, avec tous ceux qui nous y auront aidé, avoir bien mérité de l'humanité et de la patrie.

32002 Paris. — Imp. A. Maulde et Cie, rue de Rivoli, 144

www.ingramcontent.com/pod-product-compliance
Ingram Content Group UK Ltd.
Pitfield, Milton Keynes, MK11 3LW, UK
UKHW021646260726
13994UKWH00003B/1307